D1876066

Farbatlas

der

Augenheilkunde

Farbatlas der Augenheilkunde

mit 193 Abbildungen, davon 182 in Farbe
von

Arthur Lim Siew Ming
Augenchirurg
Mount Alvernia Hospital, Singapore
Mount Elizabeth Hospital, Singapore

Ian J. Constable
Professor der Augenheilkunde
Universität Western Australia

übersetzt von
Dr.med. Hans-Michael Hackenberg

Jungjohann Verlagsgesellschaft Neckarsulm

Zuschriften und Kritiken an:
Dr. med. H. Jungjohann, Postfach 1252, 7107 Neckarsulm

1. englische Ausgabe 1979
1. malay. Ausgabe 1981
1. spanische Ausgabe 1981
Nachdruck der engl. Ausgabe 1982
1. ital. Ausgabe 1984
1. chinesische Ausgabe 1984
1. finnische Ausgabe 1984
Nachdruck der engl. Ausgabe 1984

Nach dem Urheberrechtsgesetz vom 9. Sept. 1965 in der Fassung vom 10, November 1972 ist die Vervielfältigung oder Übertragung urheberrechtlich geschützter Werke nicht gestattet. Dieses Verbot erstreckt sich auf die Vervielfältigung fur Zwecke der Unterrichtsgestaltung – mit Ausnahme der in den §§53,54 URG ausdrücklich genannten Sonderfälle –, wenn nicht die Einwilligung des Herausgebers vorher eingeholt wurde. Als Vervielfältigung gelten alle Verfahren einschlieBlich der Fotokopie, der Übertragung auf Matrizen, der Speicherung auf Bändern, Platten, Transparenten und anderen Medien.
Wie allgemein üblich, wurden Warenzeichen bzw, geschützte Namen (z.B. bei Pharmapräparaten) nicht besonders gekennzeichnet.

© 1979 by P.G. Medical Books, Singapore 0922
© 1988 deutsche Rechte: Jungjohann Verlagsgesellschaft mbH – 7107 Neckarsulm

Herstellung: Tien Wah Press (Pte) Ltd
977, Bukit Timah Road,
Singapore 2158

VORWORT

Die Fortschritte in der Technik der Farbreproduktion ermöglichen es heute, Farbphotos im Druck ohne Qualitätsverlust und relativ preigünstig wiederzugeben. Für den klinischen Unterricht im Fach Augenheilkunde ist dies ein wesentlicher Fortschritt. Durch anschauliches Bildmaterial ist es für den Studenten erheblich leichter, Fakten im Gedächtnis zu behalten.

Der vorliegende Farbatlas ist als Ratgeber für den praktischen Arzt und für Ärzte anderer Fachrichtungen, z. B. Internisten und Chirurgen gedacht. Als kurzes, anschauliches Kompendium ist er auch besonders für Studenten im klinischen Abschnitt des Studiums sowie zur Prüfungsvorbereitung geeignet. Für Krankenschwestern und Krankenpfleger, die sich mit Augenheilkunde beschäftigen, ist das Buch ein sehr brauchbares Nachschlagewerk.

Bewußt wird bei einigen Erkrankungen auf geographische und rassische Unterschiede im Erscheinungsbild der Symptome eingegangen, ein Vorteil, der besonders bei der Behandlung von Ausländern von Nutzen sein wird.

Das handliche Format und der knappe, übersichtliche Text ermöglichen sowohl dem vielbeschäftigten Praktiker als auch dem Studenten eine rasche Information über die wichtigsten Augenerkrankungen. Auf die Darstellung kontroverser Theorien wurde ebenso verzichtet wie auf die Erörterung von Augenkrankheiten, mit denen man in der Praxis nur selten konfrontiert wird.

Unser Dank gilt all jenen, die bei der Entstehung des Buches mitgewirkt haben, insbesondere Frau A. S. M. Lim und Frau Sharon Chew (B. A. Hons.) für ihre wertvolle Hilfe bei der Vorbereitung des Manuskriptes, unseren Sekretärinnen Frl. Helen Deady, Frl. Polly Lim, Frl. Tan Bee Lay und Frl. Julie Yeong für ihre Geduld bei der Anfertigung der Entwürfe sowie Herrn Christopher Barry, Frl. Nancy Boey, Herrn John Cooper und Fr. Ritva Matero (B. A.) für die Herstellung der Abbildungen.

Besonders danken möchten wir an dieser Stelle auch Dr. Ang Beng Chong, FRACS, Dr. Gordon Horne, FRCPE, Dr. Koh Eng Kheng, FRCGP und Dr. Poh Soo Chuan, FRCPE für die kritische Durchsicht des Manuskriptes.

Dank gebührt ferner dem Verlag P. G. Medical Books und der Druckerei Tien Wah Press (Pte) Ltd.

A S M Lim
I J Constable

GELEITWORT

Zur Prüfungsvorbereitung in einem klinischen Fach scheint mir eine Kombination von Kurzlehrbuch und Bildband besonders vorteilhaft zu sein. Eine gelungene Kombination in dieser Hinsicht ist der vorliegende "Farbatlas der Augenheilkunde". 182 Farbabbildungen, zahlreiche Schemata und ein kurzer, leicht verständlicher Text ermöglichen eine optimale Prüfungsvorbereitung.

Doch der Farbatlas ist nicht nur für Studenten gedacht. Für praktische Ärzte, Internisten, Chirurgen und andere "Nicht-Augenärzte" ist er ein idealer Ratgeber. Die Autoren verzichten bewußt auf eine umfassende Darstellung ophthalmologischer Krankheitsbilder. Dafür gibt es "dicke Wälzer". Hier wird in Wort und Bild auf das Wesentliche eingegangen, anhand dessen bei der Visite am Krankenbett und in der Sprechstunde rasch die Diagnose oder Verdachtsdiagnose gestellt und die erforderlichen Maßnahmen eingeleitet werden können – und sei es nur die Weiterleitung des Patienten zum Augenarzt.

Danken möchte ich an dieser Stelle Frau Dr. med. Kohl und Frau Dr. med. Braun (Universitäts-Augenklinik Heidelberg, Direktor: Prof. Dr. med. W. Jaeger) für die Bearbeitung und Korrektur des deutschen Textes.

Mundelsheim, im Mai 1986 H. M. Hackenberg

Inhaltsverzeichnis

1

UNTERSUCHUNG DES PATIENTEN

EINLEITUNG

Zu jeder augenärztlichen Untersuchung gehört neben der speziellen Anamnese und der Inspektion der vorderen Augenabschnitte auch die Überprüfung des Sehvermögens.

Nicht selten liegt einer Sehverschlechterung eine Erkrankung der Netzhaut oder der Makula zugrunde. Wenn immer ein Verdacht diesbezüglich besteht, ist die Untersuchung des Augenhintergrundes bei erweiterter Pupille notwendig.

ANAMNESE

Bei der Erhebung der Anamnese werden nicht nur alle früheren Augenerkrankungen des Patienten erfaßt, sondern auch Allgemeinerkrankungen wie Diabetes mellitus oder Hypertonus. Aus der Anamnese ergeben sich oft sehr wesentliche diagnostische Hinweise.

Eine ganze Reihe von Augenerkrankungen kann erblich bedingt sein, z.B. die Kurzsichtigkeit, das Schielen, das Weitwinkel-Glaukom und die Netzhautdystrophie. Gezielt sollte deshalb auf die Familienanamnese eingegangen werden. Ferner sollten Allergien des Patienten sowie die gegenwärtige medikamentöse Behandlung vermerkt werden.

SYMPTOME

Wichtige Symptome bei Augenerkrankungen sind verminderte Sehschärfe, Schleiersehen, Mouches volantes, Kopfschmerzen, Lichtreizerscheinungen (Photopsien), Augenbrennen, Tränenfluß und Doppelbilder (Diplopie).

Verminderte Sehschärfe

Eine Minderung der Sehschärfe sollte immer genau abgeklärt werden. Klagt der Patient über einen plötzlichen Abfall der Sehleistung, kann eine Gefäßerkrankung, z.B. eine Zentralvenenthrombose, ein Zentralarterienverschluß oder eine Glaskörperblutung vorliegen. Ursächlich kommen ferner der akute Glaukomanfall, die Netzhautablösung sowie entzündliche Erkrankungen wie die akute Uveitis oder die Sehnervenentzündung in Frage.

Eine allmähliche Verschlechterung des Sehens ist meist auf eine Refraktionsanomalie, z.B. eine Myopie oder Presbyopie, zurückzuführen oder auf eine degenerative Erkrankung, z.B. eine Katarakt. Einen allmählichen Sehschärfeverlust findet man auch bei der Makuladegeneration und beim chronischen Glaukom.

Schleiersehen und Mouches volantes

Mouches volantes und Schleiersehen sind ebenfalls abklärungsbedürftige Symptome. Der Patient klagt über kleine, durchscheinende Partikel verschiedenster Form, die in Abhängigkeit von der Augenbewegung durch das Gesichtsfeld schwimmen. Oftmals werden diese Partikel schon seit langer Zeit konstant wahrgenommen. Fast immer handelt es sich dann um ein harmloses Geschehen. Treten die Mouches volantes jedoch plötzlich vermehrt auf oder sieht der Patient plötzlich einen Schleier, verbunden mit Lichtreizerscheinungen, so ist an eine Netzhauterkrankung, in erster Linie an eine Netzhautablösung zu denken. Dies gilt insbesondere für Patienten mit hochgradiger Myopie und für alte Patienten.

Lichtreizerscheinungen (Photopsien)

Unter Photopsien versteht man kurze Lichtblitze als Folge einer Reizung der Netzhaut. Lichtreizerscheinungen treten vorwiegend bei Netzhautrissen und -ablösungen sowie bei Glaskörperabhebung auf.

Augenschmerzen, Kopfschmerzen

Augenschmerzen und Kopfschmerzen gibt es nicht nur bei Augenerkrankungen, sondern auch bei einer ganzen Reihe anderer Erkrankungen. Die wichtigste mit Augenschmerzen einhergehende Augenerkrankung ist der akute Glaukomanfall. Etwas seltener vorkommend, aber fast ebenso wichtig ist die Iritis. Weitere häufige Ursachen sind unkorrigierte Refraktionsanomalien, Migräne und psychische Erkrankungen.

Brennen und Jucken der Augen

Dem Brennen oder Jucken der Augen liegt meist eine Allergie zugrunde.

Tränenträufeln (Epiphora)

Bei Kindern ist der Verschluß des Ductus nasolacrimalis eine recht häufige Ursache für Tränenträufeln. Eine seltene, jedoch wichtige Ursache für einen vermehrten Tränenfluß in Verbindung mit einem gereizten Auge ist das angeborene Glaukom.

Vermehrter Tränenfluß beim Erwachsenen kann vielerlei Ursachen haben. Auch hier kann eine Blockade des Ductus nasolacrimalis vorliegen. Daneben kommt eine Steigerung der Tränensekretion infolge einer Reizung des Auges bei Konjunktivitis, Keratitis oder durch Fremdkörper in Frage.

Doppelbilder (Diplopie)

Es ist wichtig abzuklären, ob die Doppelbilder nur dann auftreten, wenn beide Augen geöffnet sind (binokulare Diplopie) oder ob sie auch dann vorhanden sind, wenn ein Auge geschlossen ist (monokulare Diplopie).

Die binokulare Diplopie ist gewöhnlich Folge einer Augenmuskellähmung. Dagegen ist die monokulare Diplopie durch eine Erkrankung des Augapfels verursacht, z. B. durch eine Katarakt, Linsendislokation oder Hornhauttrübung.

UNTERSUCHUNG

SEHSCHÄRFE (VISUS)

Die Prüfung des Nah- und Fernvisus ist von besonderer Bedeutung, da das Ergebnis den Funktionszustand der Makula widerspiegelt (zentrale Sehschärfe). Bei der Prüfung der Sehschärfe wird der Patient aufgefordert, ein Auge mit einer Pappschablone oder mit der Handfläche abzudecken und mit dem anderen Auge die Buchstaben- oder Zahlenreihen einer Leseprobetafel abzulesen. Eine grobe Beurteilung der Sehschärfe ist möglich, indem man den Patienten auffordert, z.B. die Uhrzeit an der Wanduhr abzulesen oder aus einer Zeitung vorzulesen. Damit kann zumindest abgeschätzt werden, ob der Patient blind ist, eine schwere oder mäßige Visusminderung oder eine normale Sehschärfe vorliegt.

Fernsehschärfe (Fernvisus)

Die Prüfung der Fernsehschärfe erfolgt – für jedes Auge getrennt – mit Hilfe der Sehprobetafeln nach *Schweigger, Löhlein* oder *von Hess.* Die Prüfzeichen auf den Sehprobetafeln nehmen von oben nach unten in ihrer Größe ab. Die Prüfentfernung beträgt 5 Meter.

Der Patient hat volle Sehschärfe, wenn er die Buchstaben- oder Zahlenreihe lesen kann, die mit der Kennzahl 5 bezeichnet ist, bzw. die sich unten auf der Sehprobetafel befindet. Die Sehleistung beträgt dann 5/5 oder 1.0. Kann lediglich die mit der Kennzahl 15 bezeichnete Reihe gelesen werden, beträgt die Sehleistung 5/15 oder 1/3 bzw. 0.33.

Ist der Patient nicht in der Lage eine Zahl oder einen Buchstaben abzulesen, wird geprüft, ob die Finger des Untersuchers in 1 m Abstand erkannt werden. Gibt er beim Fingerzählen die richtigen Antworten, so wird die Fernsehschärfe angegeben mit "Fingerzählen in ein Meter Entfernung." Bei noch schwächerer Sehleistung bewegt der Untersucher die Hand vor den Augen des Patienten. Erkennt der Patient die Handbewegungen, wird die Sehleistung als "Erkennen von Handbewegungen" angegeben. Kann der Patient nur noch einen Lichtschein wahrnehmen, beträgt die Sehschärfe "Wahrnehmung von Lichtschein". Ist auch dies nicht möglich, wird der Visus als "fehlende Lichtwahrnehmung" angegeben, was einer vollständigen Erblindung entspricht.

Im deutschen Sprachraum unterscheidet man zwischen *praktischer Erblindung* (Visus am besseren Auge 1/25 – 1/200) und *absoluter Erblindung,* bei der keine Lichtwahrnehmung mehr möglich ist. Bei einem Visus von weniger als 1/60 besteht Pflegebedürftigkeit. Diese Unterteilungen sind für die augenärztliche Begutachtung wichtig. Eine Sehschärfe von 5/10 ist normalerweise ausreichend um handwerkliche Tätigkeiten zu verrichten. In manchen Ländern wird diese Sehschärfe deshalb auch als "industrielle Sehschärfe" bezeichnet. Diese Mindestsehschärfe ist Voraussetzung für das Führen eines Kraftfahrzeuges.

Sehen durch eine "Lochblende" (stenopäische Lücke)

Es ist recht aufschlußreich, einen Patienten mit verminderter Fernsehschärfe während der Sehprüfung durch ein feines Nadelloch schauen zu lassen. Läßt sich damit eine Besserung der Sehleistung erreichen, so ist die Visusverminderung auf eine Refraktionsanomalie zurückzuführen. Liegt eine andere Augenerkrankung zugrunde, wird die Sehschärfe nicht besser.

Nahsehschärfe (Nahvisus)

Die Prüfung der Nahsehschärfe erfolgt üblicherweise mit Lesetafeln nach *Jäger* oder *Nieden*. Die Tafeln werden in einem Abstand von 30 cm gelesen. Die Schriften sind mit Ziffern bezeichnet, z.B. Jäger 1, Jäger 2 usw. oder Nieden 1, Nieden 2, Nieden 3 usw. Die Standardschriftgröße einer Tageszeitung entspricht in etwa Jäger 4 oder Nieden 6. Die Prüfung der Nahsehschärfe erfolgt wie bei der Fernsehschärfe für jedes Auge getrennt.

Erschwerte Untersuchungsbedingungen

Funktionsprüfungen der Sehorgane können besonders bei kleinen Kindern, Analphabeten oder unkooperativen oder simulierenden Patienten schwierig werden. Oftmals kann die Sehschärfe nur abgeschätzt werden. In vielen Fällen sind spezielle Leseprobetafeln, wie die *Snellen-E-Tafel* oder *Bildtafeln* für Kinder und Analphabeten hilfreich. Ebenso können kleine bunte Gegenstände eingesetzt werden. Besteht der Verdacht, daß ein Patient simuliert, müssen fast immer spezielle Untersuchungsmethoden angewandt werden.

GESICHTSFELD

Parallelversuch

Die einfachste Methode zur Überprüfung des Gesichtsfeldes ist der *Parallelversuch*. Der Patient deckt ein Auge mit der Hand ab. Mit dem anderen Auge fixiert er die Nase, das Ohr oder ein Auge des Untersuchers. Der Untersucher bewegt mit der Hand eine weiße Marke in der Ebene zwischen sich und dem Patienten. Bei normalem Gesichtsfeld sollte der Patient die Marke annähernd zum gleichen Zeitpunkt wie der Untersucher sehen (vorausgesetzt wird, daß das Gesichtsfeld des Untersuchers normal ist). Die Untersuchung des Gesichtsfeldes erfolgt in verschiedenen Meridianen, üblicherweise in acht.

Ähnlich einfach ist die *Fingerzählmethode*. Der Untersucher bewegt seine Hand in einer Entfernung von etwa einem Meter vom Patienten. Der Patient wird aufgefordert in den verschiedenen Quadranten, d.h. temporal oben, temporal unten, nasal oben und nasal unten die Zahl der ausgestreckten Finger anzugeben.

UNTERSUCHUNG DER VORDEREN AUGENABSCHNITTE

Für die äußere Untersuchung des Auges ist eine gute Beleuchtung notwendig. Die Untersuchung erfolgt deshalb entweder bei Tageslicht oder unter einer hellen Lampe: Vergrößernde optische Hilfsmittel erleichtern die Untersuchung. Oft reicht schon der Einsatz einer einfachen Lupe aus.

Aussehen und Stellung der Augenlider werden überprüft. Normalerweise bedeckt das Oberlid den oberen Hornhautrand, wohingegen das Unterlid einen schmalen Sklerastreifen frei läßt. Man untersucht den Lidrand und achtet darauf, ob die Wimpern verkrustet sind, ein verstärkter Tränenfluß vorliegt, die Lider ödematös geschwollen sind oder ob eitrige oder entzündliche Veränderungen vorliegen.

Sklera und Konjunktiva sollten annähernd weiß sein. Es sollten sich nur wenige oberflächliche Gefäße finden. Die scheibenförmige, durchsichtige Hornhaut untersucht man am besten im schräg einfallenden Licht einer Lampe oder im schräg einfallenden Tageslicht. Nach Anfärbung mit Fluorescein-Natrium lassen sich Ulzerationen und Abschürfungen der Hornhaut erkennen. Man achtet auf Farbe und Struktur der Iris und auf die Weite der Pupille. Nicht selten kann bereits beim Betrachten der Pupille eine fortgeschrittene Katarakt als weißlicher Reflex erkannt werden.

Ektropionieren des Oberlides

Das Ektropionieren des Oberlides kann notwendig werden, wenn man vermutet, daß sich ein Fremdkörper unter das Lid geschoben hat. Auch wenn eine Beurteilung der Conjunctiva tarsi erforderlich ist, z.B. um bei Verdacht auf Conjunctivitis trachomatosa die Trachomfollikel nachzuweisen, muß das Oberlid ektropioniert werden. Das Vorgehen ist ganz einfach. Der Patient wird aufgefordert nach unten zu schauen. Mit einem Finger oder einem Stäbchen wird leicht auf die Mitte des Lides gedrückt, der Lidrand sanft nach oben gezogen und umgeklappt.

Pupillen

Die Reaktion der Pupillen überprüft man in einem mäßig abgedunkelten Raum. Als *direkte Lichtreaktion* bezeichnet man die Pupillenverengung nach direktem Lichteinfall. Unter *indirekter* oder *konsensueller Lichtreaktion* versteht man die Verengung der Pupille als Antwort auf die Belichtung des anderen Auges.

Die Pupillenreaktion kann auch bei Tageslicht überprüft werden. Der Patient deckt dazu beide Augen mit seinen Händen ab. Wird nun von einem Auge die Hand weggenommen, so erfolgt normalerweise die direkte Verengung der Pupille auf den Lichteinfall. Unterbleibt die direkte Reaktion, wird die Konvergenzreaktion überprüft. Dazu muß der Patient zunächst einen entfernten Gegenstand und anschließend einen nahgelegenen Gegenstand (10 cm!) fixieren. Bei der Fixierung des nahen Gegenstandes kommt es normalerweise zu einer gleichmäßigen, konzentrischen Pupillenverengung beider Augen.

ÄUSSERE AUGENMUSKELN

Zur Beurteilung der äußeren Augenmuskeln achtet man zunächst auf die Stellung der Augen während der Patient geradeaus schaut. Grobe Fehlstellungen lassen sich bereits so erkennen. Z. B. kann ein Auge nach innen (Einwärtsschielen) oder nach außen (Auswärtsschielen) gerichtet sein. Auch ein "Höhenschielen" kann gelegentlich beobachtet werden; ein Auge scheint dabei höher zu stehen als das andere.

Hornhautreflexbildchen

Durch Beobachtung des Hornhautreflexbildchens, z.B. des Lichtreflexes der Visitenlampe, kann man herausfinden, ob ein Einwärts- oder Auswärtsschielen oder eine vertikale Fehlstellung des Auges vorliegt. Der Patient wird aufgefordert auf die Lampe zu schauen. Bei zentraler Fixation wird der Lichtreflex in der Pupillenmitte abgebildet. Beim Einwärtsschielen erscheint der Lichtreflex temporal, beim Auswärtsschielen nasal der Pupillenmitte. Auch der ungefähre Schielwinkel kann so abgeschätzt werden. Liegt der Lichtreflex im Bereich des Limbus, beträgt der konvergente (negative) bzw. divergente (positive) Schielwinkel etwa 40°. Liegt der Lichtreflex auf der halben Strecke zwischen Zentrum der Pupille und Limbus, beträgt der Winkel etwa 20°.

Augenbeweglichkeit

Zur Abklärung einer Augenmuskellähmung muß der Patient in verschiedene Richtungen blicken (in die sogenannten Hauptblickrichtungen). Schwerere Störungen lassen sich bereits auf diese Weise eindeutig erfassen. Bei nur geringgradigen Funktionsstörungen einzelner Augenmuskeln sind aufwendigere Untersuchungen notwendig.

Augenbewegung	rechtes Auge	linkes Auge
rechts	rechter M. rectus ext.	linker M. rectus int.
rechts oben	rechter M. rectus sup.	linker M. obliquus inf.
rechts unten	rechter M. rectus inf.	linker M. obliquus sup.
links	rechter M. rectus int.	linker M rectus ext.
links oben	rechter M. obliquus inf.	linker M. rectus sup.
links unten	rechter M. obliquus sup.	linker M. rectus inf.

Die sechs Hauptblickrichtungen mit Angabe der in Aktion befindlichen Augenmuskeln.

UNTERSUCHUNG MIT DEM AUGENSPIEGEL

Um Veränderungen im Bereich des Glaskörpers, der Papille, der Netzhautgefäße, der Makula bzw. des gesamten Augenhintergrundes zu erfassen muß eine Untersuchung mit dem Augenspiegel oder dem Ophthalmoskop durchgeführt werden.

Fundusreflex

Wird die Linsenstärke des Ophthalmoskopes auf o eingestellt und das Ophthalmoskop aus etwa 1 m Entfernung auf des Auge des Patienten gerichtet, läßt sich durch die Pupille des Patienten ein roter Lichtreflex wahrnehmen. Man kann die Untersuchung auch aus 10 cm Entfernung durchführen, dann muß aber die Linsenstärke auf +5 Dioptrien eingestellt werden. Der rote Reflex entsteht durch die Reflektion des Lichtes im Bereich der Choroidalgefäße. Normalerweise sieht man einen gleichmäßig ausgeleuchteten hellroten Lichtschein. Liegt nun in der Hornhaut, der Linse oder im Glaskörper eine Trübung zeigt sich diese als dunkler Fleck. Bei einer Netzhautablösung erscheint der Lichtreflex grau.

Augenhintergrund (Fundus)

Die Untersuchung des Augenhintergrundes erfolgt meist mit Hilfe der direkten Ophthalmoskopie. Refraktionsanomalien des Patienten und/ oder des Untersuchers müssen für diese Untersuchung ausgeglichen werden indem eine geeignete Korrekturlinse zwischengeschaltet wird. Alternativ kann die Untersuchung durch die Brille bzw. Kontaktlinse des Patienten bzw. Untersuchers erfolgen. Der Patient wird dann aufgefordert auf ein entferntes Objekt zu schauen. Wird das rechte Auge untersucht, hält der Untersucher das Ophthalmoskop in der rechten Hand. Der Untersucher steht rechts vom Patienten und blickt mit seinem rechten Auge durch das Ophthalmoskop in das rechte Auge des Patienten. Zur Untersuchung des linken Auges blickt der Untersucher mit seinen linken Auge durch das Ophthalmoskop und steht dabei auf der linken Seite des Patienten.

Es empfiehlt sich zunächst die temporalen Bereiche des Augenhintergrundes zu untersuchen. So kann die Papille betrachtet werden, ehe es infolge des Lichteinfalls auf die Makula zu einer Pupillenverengung kommt. Man achtet besonders auf die temporalen und nasalen Netzhautgefäße. Die Makula reagiert sehr empfindlich auf Lichteinfall und verursacht eine rasche Pupillenverengung. Die Untersuchung der Makula ohne Pupillenerweiterung mittels Mydriaticum ist ziemlich schwierig. Bei manchen Ophthalmoskopen kann man zur Untersuchung der Makula ein besonders feines Lichtbündel einstellen.

Erschwerte Untersuchungsbedingungen

Die Beurteilung des Augenhintergrundes kann unter folgenden Bedingungen erschwert sein:

1) unkooperativer Patient
2) höhergradige Myopie
3) Trübung der Hornhaut, Linse oder des Glaskörpers
4) Ophthalmoskop schlechter Qualität oder verbrauchte Batterien im Gerät
5) zu heller Raum
6) zu enge Pupillen

Bei höhergradiger Myopie wird die Untersuchung erleichtert, wenn sie durch die Brillengläser oder Kontaktlinsen des Patienten ausgeführt wird. Das Ophthalmoskop ist ein hochwertiges optisches Gerät, das sorgfältig gepflegt und sauber gehalten werden muß. Besonders während der warmen Jahreszeit oder beim Einsatz in tropischen Ländern können sich auf den Linsen Schmutzpartikel ablagern, wodurch eine exakte Fundusbeurteilung erheblich erschwert werden kann.

Zu enge Pupillen

Eine genaue Untersuchung des Augenhintergrundes läßt sich nur bei erweiterten Pupillen durchführen. Manche Menschen haben jedoch schon von Natur aus relativ weite Pupillen. In diesem Fall kann die Untersuchung in einem abgedunkelten Raum bereits ausreichende Ergebnisse liefern. Hat ein Patient sehr enge Pupillen muß die Untersuchung bei erweiterten Pupillen erfolgen. Dazu tropft man ein kurz wirksames Mydriatikum ein, dessen Wirkung innerhalb von 30 Minuten einsetzt und für etwa 4 Stunden anhält. Lang wirksame Mydriatika wie *Homatropin* (Wirkdauer 1 Tag) und *Atropin* (Wirkdauer bis zu 1 Woche) sollten zu diesem Zweck nicht eingesetzt werden.

SPEZIELLE UNTERSUCHUNGSMETHODEN

Dank der modernen Instrumente sind die Ergebnisse der augenärztlichen Untersuchung heutzutage viel zuverlässiger als früher. Im folgenden werden Untersuchungstechniken und üblicherweise eingesetzte Instrumente beschrieben um dem Nicht-Augenarzt die Interpretation von augenärztlichen Befunden zu erleichtern.

1 Untersuchungsmethoden bei Funktionsstörungen der äußeren Augenmuskeln

Beim *Abdeck- oder Cover-Test* wird ein Auge des Patienten mit der Hand des Untersuchers abgedeckt. Mit dem anderen Auge fixiert der Patient ein bestimmtes Objekt. Gibt man das abgedeckte Auge frei, kommt es beim schielenden Patienten zu einer Einstellbewegung. Die Untersuchung dient somit der Schieldiagnostik.

Zur Abklärung einer Diplopie (Doppelbildwahrnehmung) gibt es eine ganze Reihe von Untersuchungen. Mit Hilfe von Rot-Grün-Augengläsern wird eine Dissoziierung der optischen Wahrnehmung herbeigeführt (farbige Differenzierung). Das *Synoptophor-Gerät* gestattet die genaue Bestimmung des subjektiven und objektiven Schielwinkels sowie die Prüfung, ob der Patient beidäugig sehen kann (Binokularsehen). Mit Hilfe dieses Gerätes können dem Patienten für jedes Auge getrennt speziell entworfene Bildchen dargeboten werden. Bei normaler Korrespondenz der Augen sieht der Patient die Einzelbilder vereinigt. Der schielende Patient sieht die Bilder getrennt. Durch Verschieben der beweglichen Bildgehäuseträger können auch beim schielenden Patienten die Bildchen vereinigt und so der Schielwinkel gemessen werden.

2. Binokulare Spaltlampe

Die binokulare Spaltlampe ermöglicht eine genaue Untersuchung der vorderen Augenabschnitte mit bis zu 40-facher Vergrößerung. Nach Einsetzen einer Hruby-oder speziellen Kontaktlinse kann auch die Netzhaut unter Vergrößerung betrachtet werden. Ferner ist mit diesem Gerät die Einsicht in den Kammerwinkel möglich (Gonioskopie), was besonders beim Glaukom-Patienten wichtig ist.

3. Tonometrie

Das Tonometer dient der Messung des intraokularen Druckes. Am gebräuchlichsten ist heute das *Applanationstonometer nach Goldmann.* Das *Schiötz-Impressionstonometer* ist ungenauer, kann aber leicht in der Arzttasche mitgeführt werden, da es sehr handlich ist. Bei den neuen Non-Contact-Tonometern ist keine Lokalanästhesie der Hornhaut mehr notwendig.

4. Perimetrie und Skotometrie

Die Perimetrie ermöglicht eine genauere Bestimmung des Gesichtsfeldes als der Parallelversuch. Bei der Untersuchung werden Testobjekte verschiedener Größen und Farben auf bestimmten Meridianen von der Peripherie zur Mitte des Perimeters geführt. Die Stelle, an der der Patient das Testobjekt zum ersten Mal wahrnimmt wird auf eine Karte eingetragen.

Die Skotometrie dient der Überprüfung der zentralen 30° des Gesichtsfeldes. Die Untersuchung geschieht mit Hilfe eines *Bjerrum-* oder *Tangent-Schirmes* und ein bis fünf Millimeter großer Testobjekte, verschiedener Farbe. Besonders parazentrale Ausfälle und vom blinden Fleck ausgehende Skotome können auf diese Weise erfaßt werden. Der blinde Fleck findet sich normalerweise 15° lateral vom Fixierpunkt.

5. Prüfung des Farbensinns

Am gebräuchlichsten sind die *Ishihara-Farbtafeln.* Der Farbtest nach Ishihara ist sehr sensitiv. Auch geringgradige Störungen lassen sich damit erkennen, selbst wenn der Patient im üblichen Rahmen Farben wahrnehmen kann. Eine Farbsinnstörung kann bei der Beurteilung der beruflichen Eignung von Bedeutung sein. Ergibt sich beim Ishihara-Test Verdacht auf eine Störung des Farbensinns, liefert der Patient jedoch bei Prüfung mit dem Anomaloskop oder bei anderen Farbtests richtige Ergebnisse, besteht keine Einschränkung der Berufstauglichkeit. Dies gilt auch für Flugzeugpiloten, bei denen eine optimale Sehleistung gefordert wird.

6. Indirekte Ophthalmoskopie

Die indirekte Ophthalmoskopie ermöglicht dem Untersucher einen binokularen Einblick in das Auge des Patienten. Von Vorteil ist das große Blickfeld und damit die leichte Beurteilbarkeit der Netzhautperipherie. Die Methode ist besonders bei Patienten mit zentral gelegenen Trübungen der brechenden Medien, bei hochgradig myopen Patienten und bei Patienten mit Netzhautablösung wertvoll.

Fundusfotografie und Fluoreszenz-Angiographie des Augenhintergrundes

Fundusfotografie und Fluoreszenz-Angiographie sind ergänzende Untersuchungsmethoden. Bei der Fluoreszenz-Angiographie wird intravenös ein fluoreszierender Farbstoff injiziert und eine Serie von Fundus-Bildern aufgenommen um die zirkulatorischen Verhältnisse im Bereich der Netzhaut und der Choroidea zu erfassen.

Sehschärfe

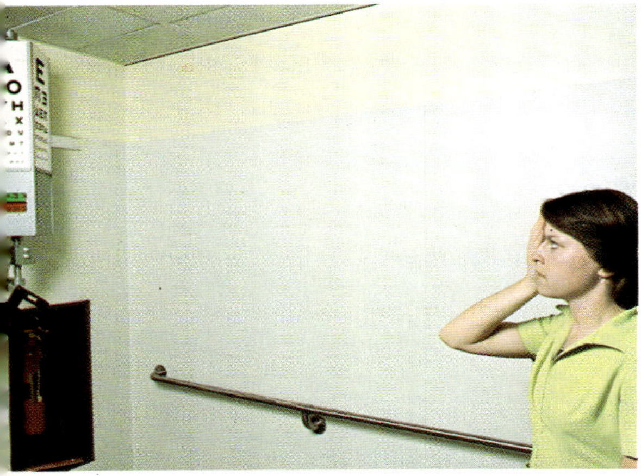

Abb. 1.1
Die Prüfung der Fernsehschärfe erfolgt in einem Abstand von 5 m zur Sehprobentafel.

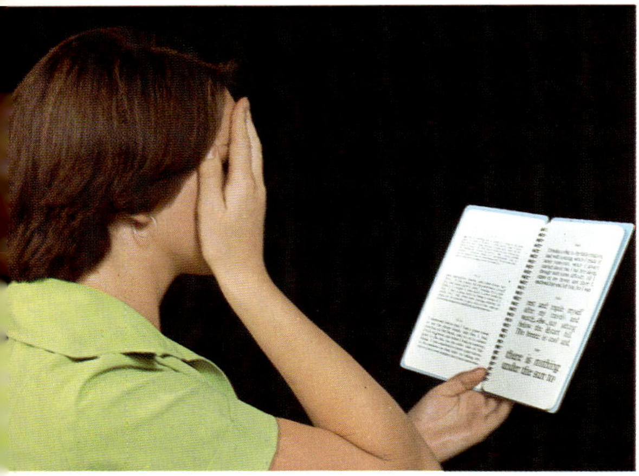

Abb. 1.2
Zur Prüfung der Nahsehschärfe wird die Leseprobentafel in 30 cm Entfernung gelesen.

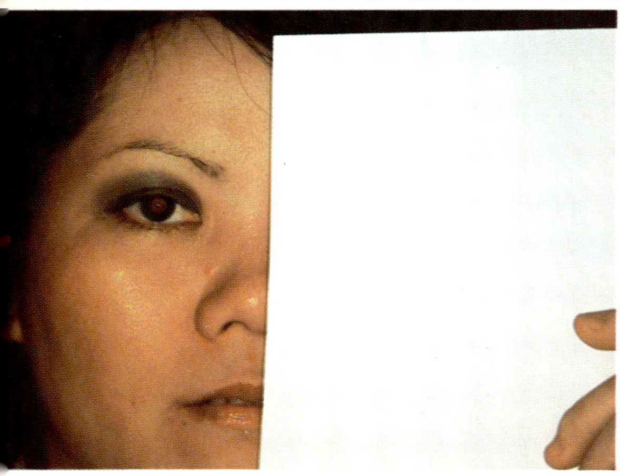

Abb. 1.3
Durch ein Stück Pappkarton wird der Patient daran gehindert, durch einen Spalt zwischen den Fingern zu schauen.

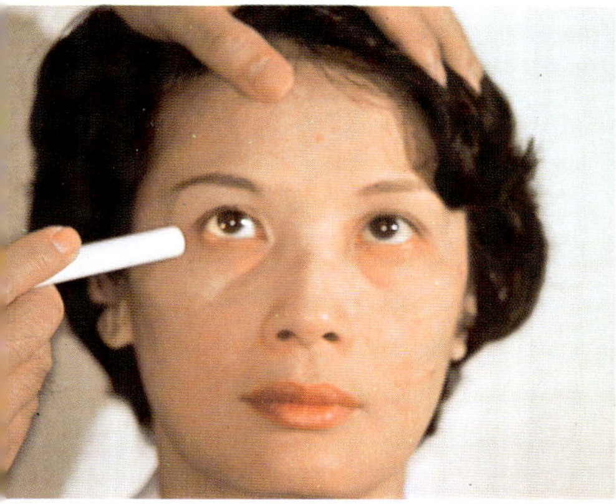

Abb. 1.4
Seitliche Beleuchtung mit der Visitenlampe.

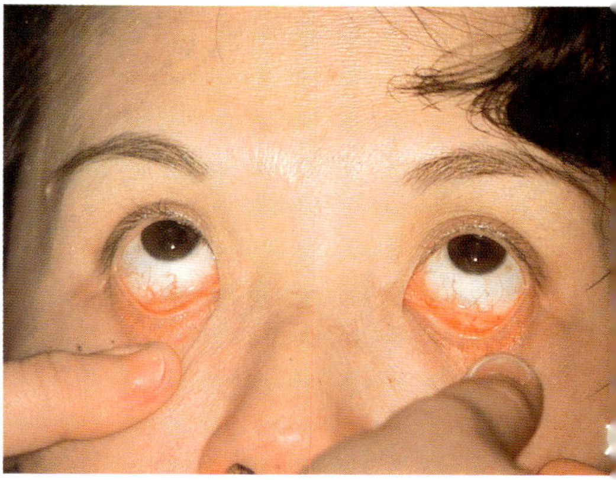

Abb. 1.5
Zur Prüfung der Übergangsfalte des Unterlides wird das Lid nach unten gezogen. Der Patient blickt dabei nach oben.

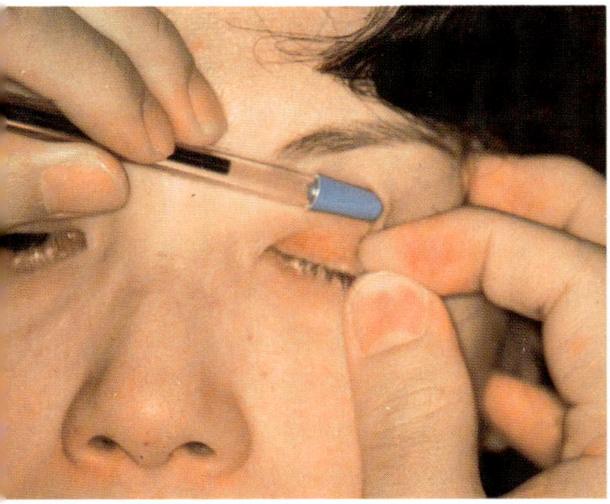

Abb. 1.6
Einfaches Ektropionieren des Oberlides.

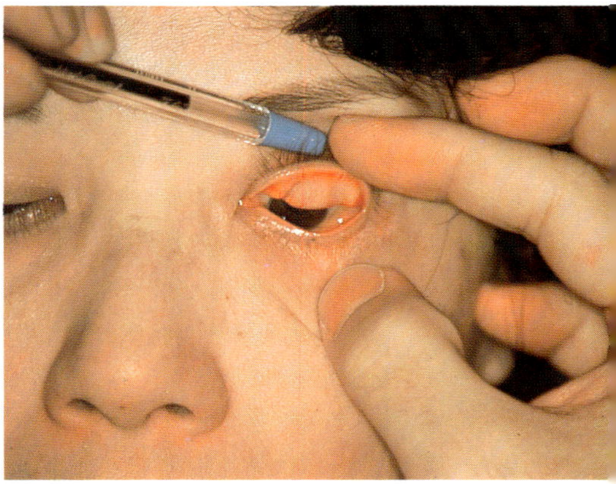

Abb. 1.7
Ektropioniertes Oberlid mit Darstellung der Conjunctiva tarsi.

Äußere Augenmuskeln

Die Hornhautreflexbildchen in Pupillenmitte zeigen die normale Augenmuskelstellung an.

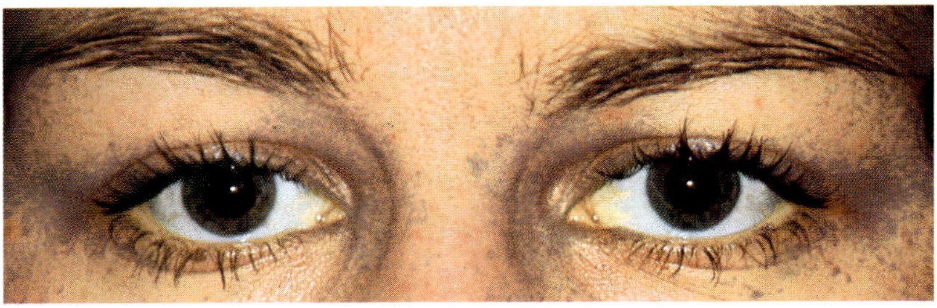

Abb. 1.8
Orthostellung der Augen beim Blick geradeaus.

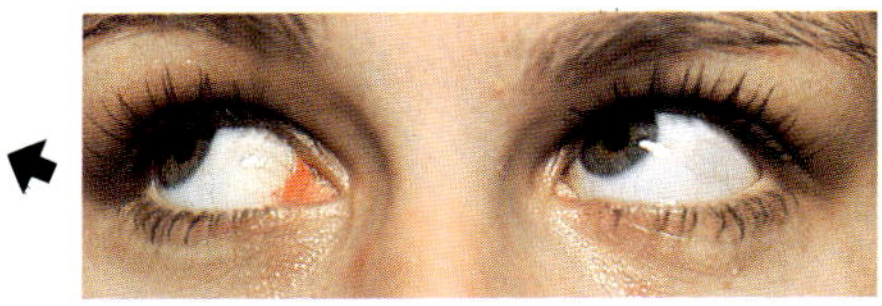

Abb. 1.9
Blick nach oben rechts. Rechter M. rectus superior und linker M. obliquus inferior.

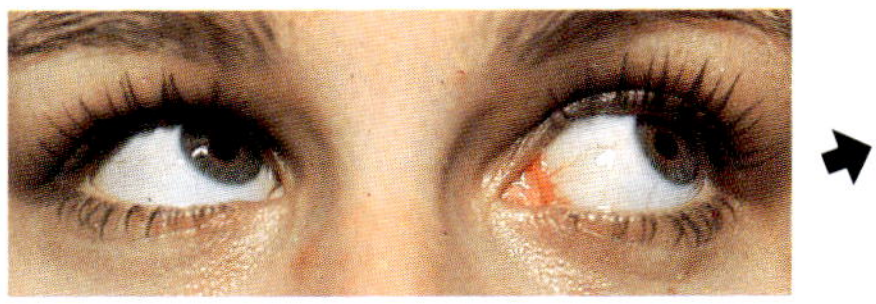

Abb. 1.10.
Blick nach oben links. Rechter M. obliquus inferior und linker M. rectus superior.

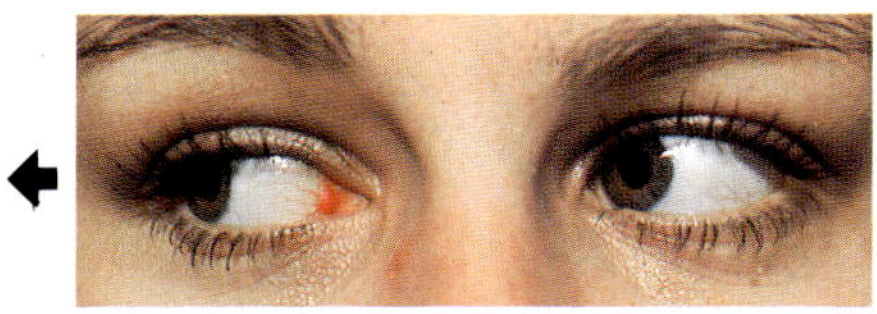

Abb. 1.11
Blick nach rechts. Rechter M. rectus externus und linker M. rectus internus.

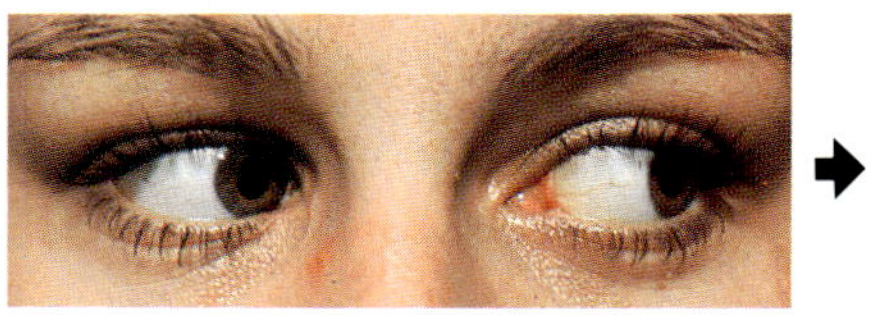

Abb. 1.12
Blick nach links. Rechter M. rectus internus und linker M. rectus externus.

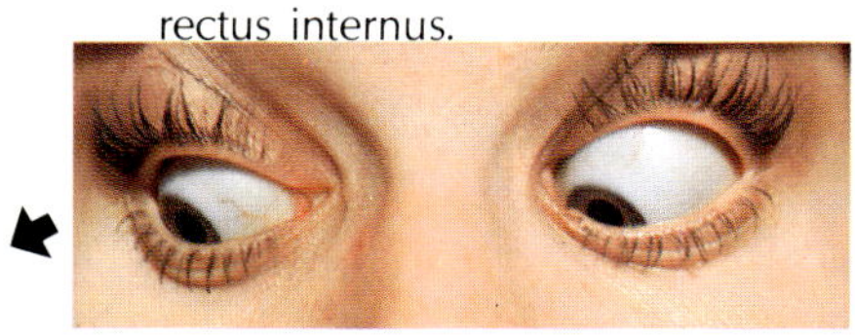

Abb. 1.13
Blick nach unten rechts. Rechter M. rectus inferior und linker M. obliquus superior.

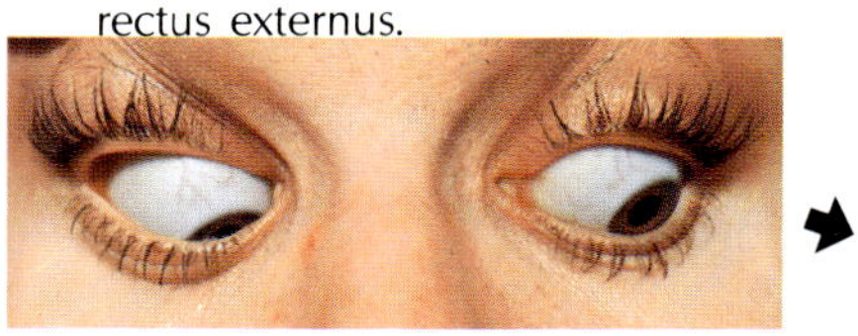

Abb. 1.14
Blick nach unten links. Rechter M. obliquus superior und linker M. rectus inferior.

Die sechs Hauptblickrichtungen und die dabei in Aktion befindlichen Augenmuskeln.

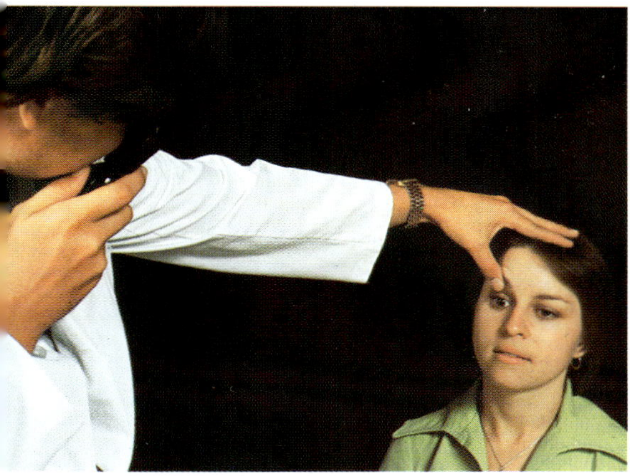

Abb. 1.15
Überprüfung des Fundusreflex aus 1 m Entfernung unter Verwendung eines direkten Ophthalmoskopes.

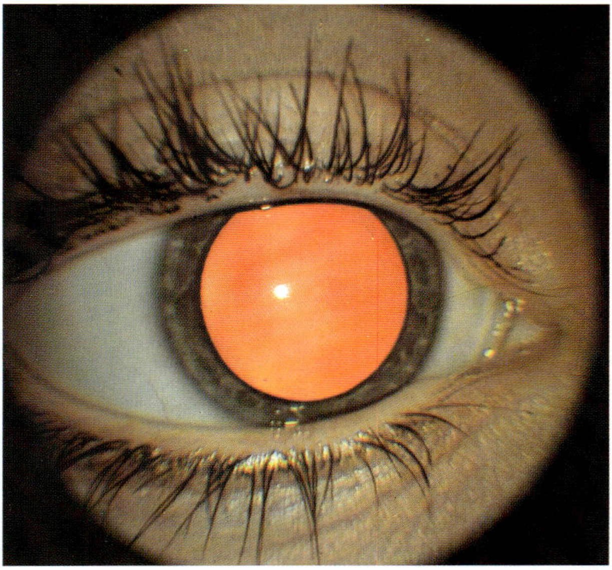

Abb. 1.16
Normaler roter Fundusreflex

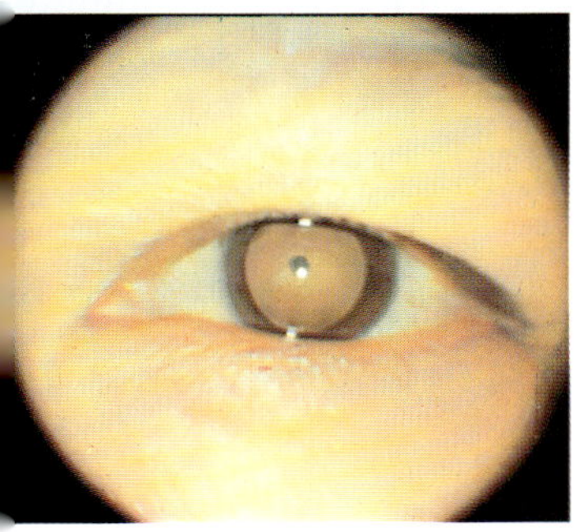

Abb. 1.17
Roter Fundusreflex mit zentraler Trübung.

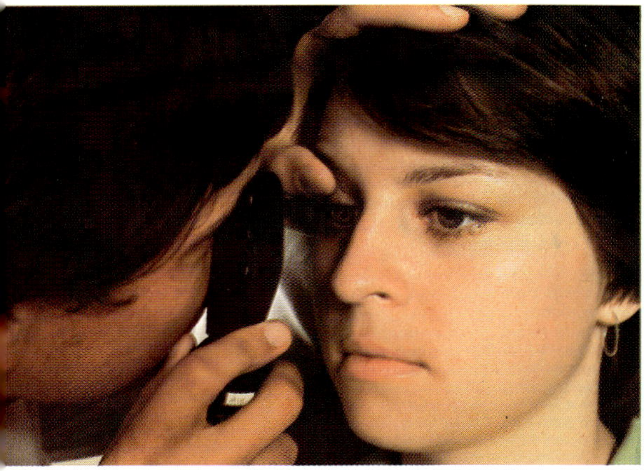

Abb. 1.18
Untersuchung des rechten Augenhintergrundes. Der Untersucher schaut mit dem rechten Auge durch das Ophthalmoskop und befindet sich auf der rechten Seite des Patienten.

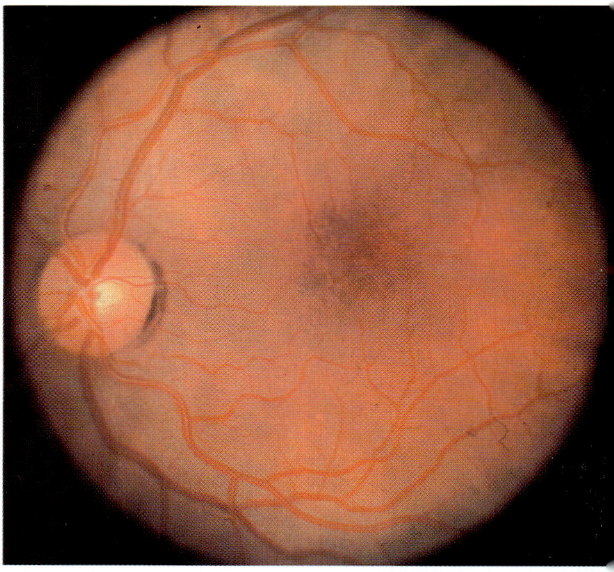

Abb. 1.19
Normaler Fundus.

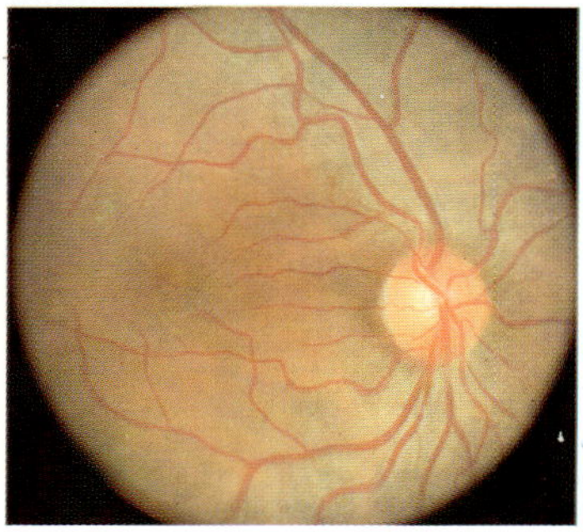

Abb. 1.20
Normaler Fundus bei einem dunkelhäutigen Menschen.

BESCHREIBUNG DES AUGENHINTERGRUNDES

Papille

Farbe	– rosa; die temporale Papillenhälfte ist gewöhnlich blasser.
Papillenrand	– scharf und im Niveau der Netzhaut. Der nasale Rand kann relativ unscharf und angehoben erscheinen (bei Weitsichtigkeit). Es gibt viele Normvarianten, zu denen die Pigmentation der Papille und der myopische Conus gehören.
Exkavation der Papille	– Die im Zentrum der Papille gelegene Einsenkung variiert in Ausmaß und Tiefe. Sie ist nach temporal abgeschrägt. Unter dem Exkavation/Papillen-Verhältnis versteht man das Verhältnis der Durchmesser von Exkavation und Papille.

Netzhautgefäße

Farbe	– Die Arterien sind heller als die Venen.
Durchmesser	– Die Arterien sind dünner als die Venen. Das Verhältnis beträgt etwa 2:3.
Kreuzungsstellen	– An den Kreuzungsstellen liegen die Arterien über den Venen.

Pigmentierung des Fundus

Farbe	– Infolge der Aderhautgefäße und der retinalen Pigmentschicht erscheint der Fundus rot. Bei dunkelhäutigen Rassen ist er dunkler. Bei blonden oder albinotischen Personen können das Weiß der Lederhaut und die Aderhautgefäße durchscheinen. Bei Achsenmyopie tritt durch dehnungsbedingte Aderhautatrophie eine Depigmentierung des Fundus auf.

Gelber Fleck (Makula)

Farbe	– Dieser Bereich ist normalerweise dunkler als der übrige Fundus. In der Mitte liegt die Netzhautgrube, die einen kleinen sichelförmigen Zentralreflex und eine äußeren Ringreflex zeigt.

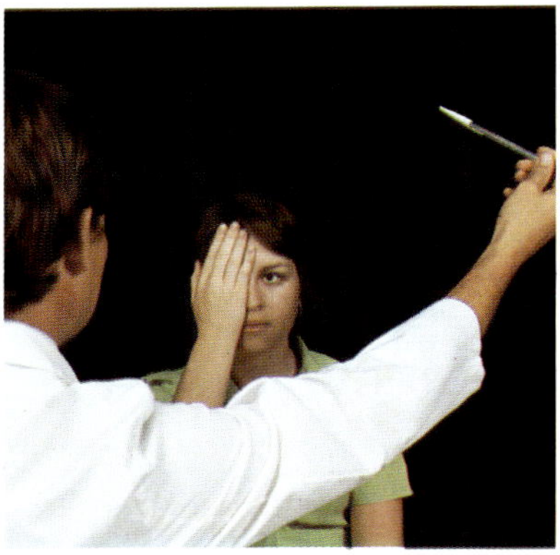

Abb. 1.21
Überprüfung des Gesichtsfeldes im Parallelversuch. Der Patient schaut auf das rechte Ohr des Untersucher während das Testobjekt aus der Peripherie ins Gesichtsfeld bewegt wird.

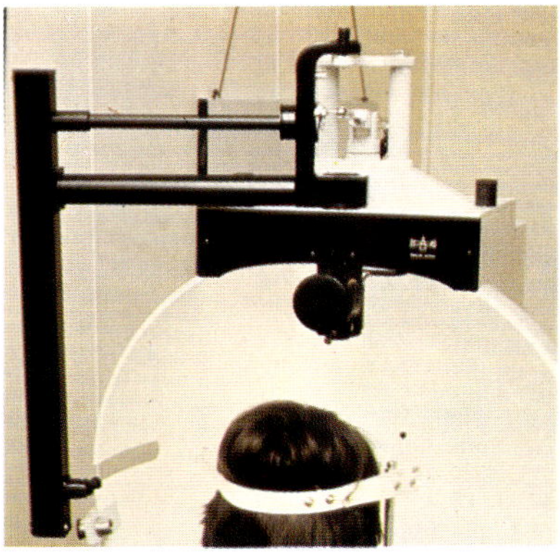

Abb. 1.22
Mit Hilfe der Perimetrie läßt sich das Gesichsfeld genau bestimmen.

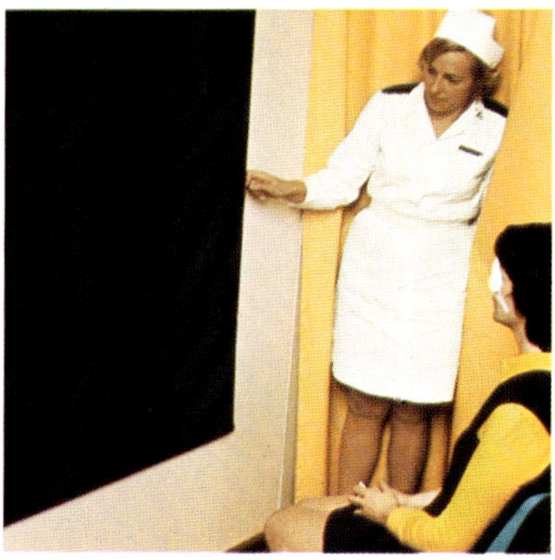

Abb. 1.23
Prüfung des zentralen Gesichsfeldes (30° um den Fixierpunkt) mittels Tangent-Schirm und Skotometer.

Gesichtsfelder

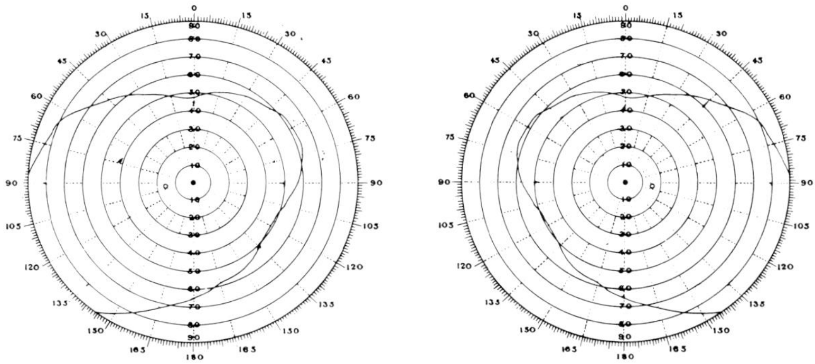

Abb. 1.24
Perimetrie-Vordrucke

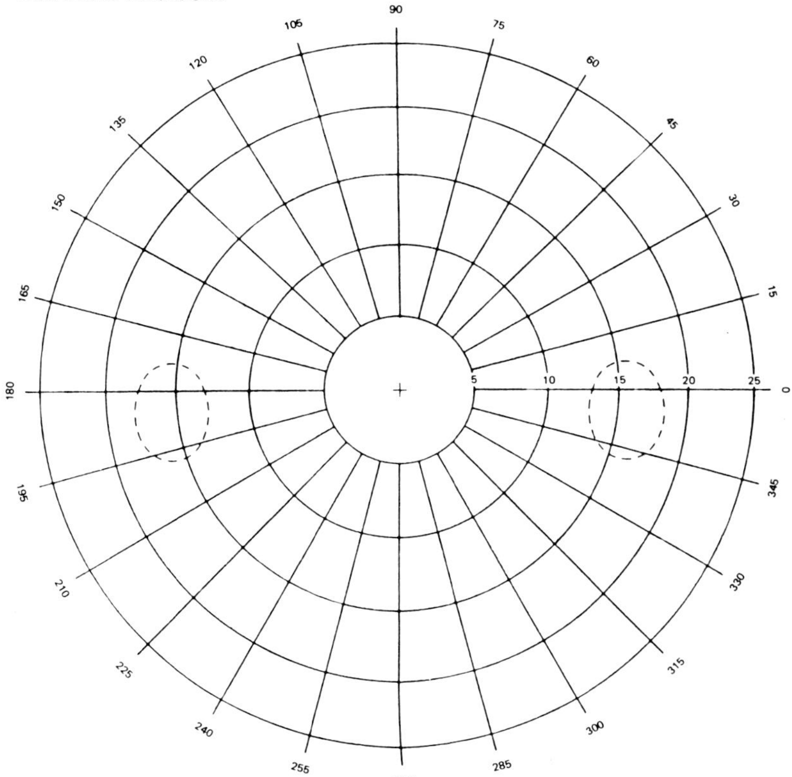

Abb. 1.25
Vordruck für das zentrale Gesichtsfeld

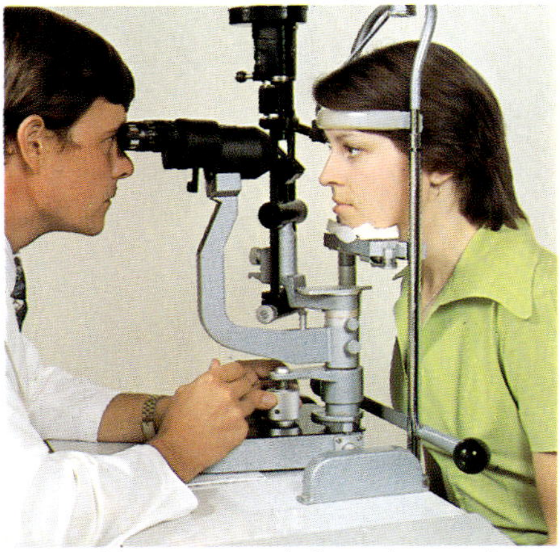

Die Spaltlampe ermöglicht nicht nur die Untersuchung des vorderen Augenabschnittes unter Vergrößerung, sondern auch die Betrachtung des Kammerwinkels, die Messung des Augeninnendrucks mit Hilfe des Applanationstonometers sowie die Betrachung des Glaskörpers und der Netzhaut unter Zuhilfenahme von Spezialkontaktlinsen.

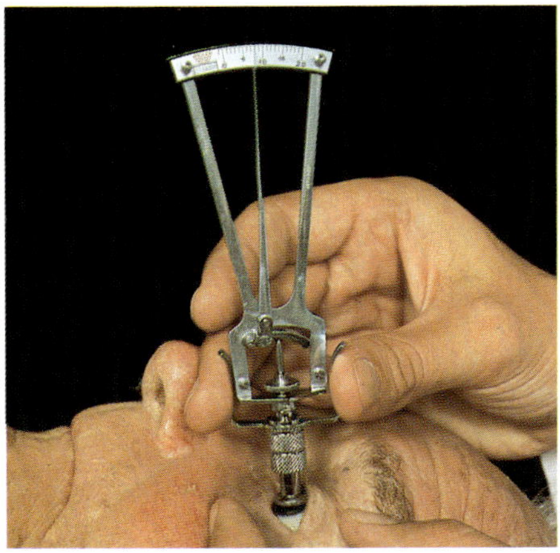

Abb. 1.27
Tonometrie mit dem Schiötz-Tonometer.

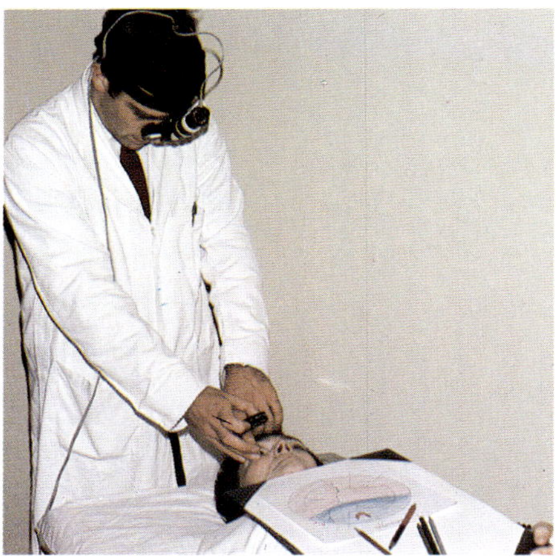

Abb. 1.28
Bei der indirekten Ophthalmoskopie kann die Netzhautperipherie gut überblickt werden. Bei einer Netzhautablösung oder bei Glaskörpertrübungen ist diese Methode besonders vorteilhaft.

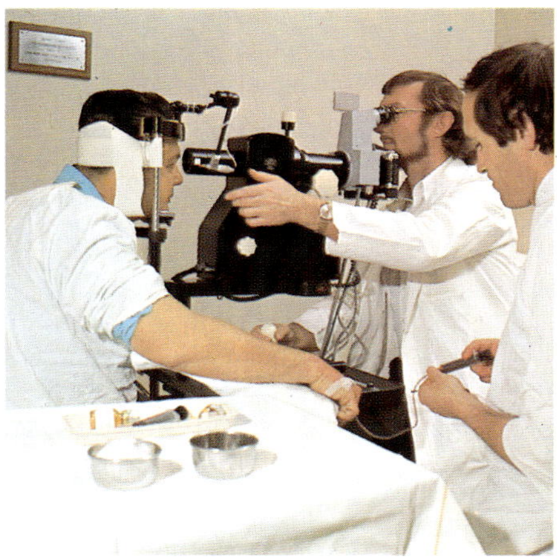

Abb. 1.29
Fundusfotografie mit intravenöser Injektion eines fluoreszierenden Farbstoffes (Fluoreszenzangiograhie des Augenhintergrundes).

2

LIDER, TRÄNENAPPARAT UND ORBITA

EINLEITUNG

Die häufigsten Ursachen von Liderkrankungen sind Entzündungen, Fehlstellungen und Tumoren. Das Tränenträufeln (Epiphora) ist ein wichtiges Symptom bei Erkrankungen des Tränenapparates. Zugrunde liegt oft eine Störung des Tränenabflusses (z.B. eine Stenose des Tränennasenganges).

Die häufigste Erkrankung der Orbita ist der Exophthalmus, der durch einen raumfordernden Prozeß oder durch eine Schilddrüsenerkrankung bedingt sein kann. Bei der Abklärung eines Exophthalmus ist es meist unumgänglich, Spezialisten anderer Fachgebiete hinzuzuziehen.

ENTZÜNDUNGEN DER AUGENLIDER

Blepharitis (Lidrandentzündung)

Man unterscheidet zwei Hauptformen, die *Blepharitis squamosa* und die *Blepharitis ulcerosa*. Die Blepharitis squamosa kommt häufiger vor. Sie geht nicht selten mit einer seborrhoischen Dermatitis einher und ist durch eine kleieartige Schuppenbildung zwischen den Augenwimpern gekennzeichnet. Oft besteht schon seit langer Zeit eine entzündliche Rötung der Augen.

Die Blepharitis ulcerosa ist durch eine Staphylokokken-Infektion im Bereich der Haarfollikel des Lidrandes bedingt. Die Wimpern fallen aus (Madarosis). Im weiteren Verlauf können Fehlstellungen der Wimpern auftreten, wobei sich einige Wimpern auch nach innen richten können (Trichiasis).

Da es sich um ein chronisches Geschehen handelt, ist die Behandlung der Blepharitis meist schwierig und langwierig. Mit sterilen Watteträgern werden die Borken an den Lidrändern vorsichtig entfernt. Über Nacht werden antibiotische Salben aufgebracht. Obwohl kortisonhaltige Präparate die Symptome rasch bessern, sollten sie nur in sehr hartnäckigen Fällen eingesetzt werden. Bei der Blepharitis squamosa kann die Schuppenbildung gelegentlich mit Silbernitrat- Lösung (0.5 – 1%ig) unterbunden werden.

Gerstenkorn (Hordeolum)

Unter einem Gerstenkorn versteht man einen kleinen Abszeß im Bereich der Zeisschen Talg- oder Mollschen Schweißdrüsen am Lidrand. Es findet sich eine akute Reizung mit entzündlichem Ödem der Lider und eine lokale Schmerzhaftigkeit. Behandelt wird lokal mit feuchter Wärme, z.B. mit einem feuchten Tupfer. Zeigt der Abszeß einen Eiterhof, zieht man die betroffene Wimper heraus und verabreicht lokal Antibiotika.

Hagelkorn (Chalazion)

Zugrunde liegt eine Sekretabflußstörung der *Meibomschen Drüsen* infolge einer chronischen Entzündung. Es bildet sich eine Zyste (Meibomsche Zyste) aus. Entzündet sich diese Zyste, wird lokal mit Wärme und Antibiotika behandelt. Systemische Antibiotikagabe ist nur selten erforderlich. Bei großen Zysten oder bei Entzündung der Zyste und spontaner Eröffnung muß chirurgisch behandelt werden, da es sonst zu einer granulomatösen Läsion im Bereich der Konjunktiva oder der Haut kommen kann.

Allergische Dermatitis, Kontaktdermatitis

Bei allergischen Geschehnissen schwillt die Haut im Lidbereich ödematös an. Die Lider sehen entzündet und schuppig aus. In der Regel besteht ein heftiger Juckreiz. Allergische Reaktionen im Augenbereich findet man oft nach Kosmetikaanwendung oder nach Verabreichung von Augenmedikamenten, insbesondere von Sulfonamiden.

Es wird lokal mit kortikosteroidhaltigen Salben behandelt. Die auslösende Substanz ist künftig zu meiden.

Zoster opthalmicus

Beim Zoster ophthalmicus handelt es sich um eine Viruserkrankung im Versorgungsgebiet des ersten Trigeminusastes. Im versorgten Hautbereich kommt es zur Bläschenbildung. Die Bläschen infizieren sich oft sekundär. Die Hautveränderungen finden sich streng halbseitig. Betroffen sind Kopfhaut, Stirn, Oberlid und Nasenwurzel, wenn der N. nasociliaris betroffen ist. Komplizierend ist der Befall der Hornhaut mit *Zoster-Keratitis* ferner die Iridozyklitis und gelegentlich die Ausbildung eines Sekundärglaukoms.

Neben allgemeinen Hygienemaßnahmen besteht die Behandlung in lokaler Verabreichung von Antibiotika um eine Sekundärinfektion der Hautveränderungen zu verhindern. Kommt es zu einer Keratitis oder Iridozyklitis kann die lokale Verabreichung von Kortikosteroiden notwendig werden. Die Augenkomplikationen erfordern ständige augenärztliche Kontrolle. Besonders unangenehm sind für den Patienten die langanhaltenden Schmerzen im Bereich der Kopfhaut und des Auges (Anaesthesia dolorosa)

STÖRUNGEN DER LIDBEWEGUNG UND LIDSTELLUNG

Ptosis

Eine Ptosis (d.h. das Herabhängen des Oberlides) kann ein- oder beidseitig vorkommen und komplett oder nur teilweise ausgebildet sein. Bei der bilateralen Ptosis hält der Patient den Kopf charakteristischerweise nach hinten geneigt, um ein Sehen durch die verengte Lidspalte zu ermöglichen. Eine Ptosis kann angeboren oder durch andere Erkrankungen wie Myasthenia gravis, Oculomotoriusparese, Lidtraumen, Horner-Syndrom und Entzündungen bedingt sein. Im Alter kann eine sogenannte senile Ptosis auftreten. Die kongenitale Ptosis wird chirurgisch behandelt indem der M. levator palpebrae sup. verkürzt wird. Das kosmetische Ergebnis ist meist gut. Die Behandlung der erworbenen Ptosis richtet sich nach der zugrunde liegenden Ursache.

Lidretraktion

Normalerweise bedeckt das Oberlid den Oberrand der Hornhaut. Liegt ein Überwiegen des M. levator palpeprae (z.B. bei Hyperthyreose) vor, ist das Oberlid um einige Millimeter zurückgezogen. Durch Propranolol oder einen anderen ß-Blocker und Behandlung der Hyperthyreose läßt sich in vielen Fällen eine Besserung erreichen. In Problemfällen kann die plastische Lidrandnaht zur Verengung der Lidspalte (Tarsorrhaphie) notwendig werden. Alternativ kommt die Tenotomie des M. levator palpeprae in Frage.

Entropium (Einwärtskehrung des Lidrandes)

Die Wimpern sind bei dieser Fehlstellung nach innen gerichtet (Trichiasis) und können dadurch auf Bindehaut und Hornhaut scheuern. Die Folgen sind Komplikationen wie chronische Konjunktivitis, Hornhauterosion und Ulzeration. Ein Entropium ist meist durch Narben an der Lidinnenseite verursacht. Es ist daher eine häufige Komplikation im Endstadium des Trachoms. Weitere Ursachen sind die spastische Kontraktion des M. orbicularis (Entropium spasticum) und die Erschlaffung der Lidhaut, wie man sie beim Entropium senile findet.

Die Beschwerden lassen sich durch Lubrikantien vorübergehend lindern. Eine dauerhafte Besserung ist jedoch nur nach einer operativen Korrektur zu erwarten.

Trichiasis (Schleifen der Wimpern)

Die Trichiasis verursacht durch die ständige Reizung der Kornea und Konjunktiva ein einseitig "rotes Auge." Oft liegt gleichzeitig ein Entropium vor. Ein dauerhafter Therapieerfolg kann durch diathermische Zerstörung der Haarfollikel der einwärtsgekehrten Wimpern erreicht werden. Als Alternative kommt die operative Korrektur der Fehlstellung des Unterlides in Frage.

Ektropium (Auswärtskehrung des Lidrandes)

Ein typisches Symptom beim Ektropium ist das Tränentraufeln, da die Tränenflüssigkeit das natürliche Drainagesystem nicht erreicht. Begleitkomplikationen sind Konjunktivitis und Keratitis.

Das Ektropium wird durch einen Tonusverlust bzw. eine Erschlaffung des M. orbicularis verursacht. Meist liegt eine Schädigung des N. facialis oder eine senile Veränderung zugrunde. Gelegentlich ist das Ektropium auch Folge einer Narbenbildung am Unterlid (Ektropium cicatriceum).

Wird das Tränenträufeln als sehr störend empfunden oder treten Komplikationen wie Konjunktivitis oder Keratitis auf, kann eine operative Korrektur der Lidfehlstellung notwendig werden.

TUMOREN DER LIDER

Xanthelasmen

Xanthelasmen sind gelbliche, erhabene Lipoideinlagerungen in die Lidhaut, die gewöhnlich beidseitig auftreten und im medialen Bereich des Oberlides angeordnet sind. Am Unterlid treten sie viel seltener auf. Diese Pseudotumoren verursachen keine Symptome. Gelegentlich erfolgt aus kosmetischen Gründen eine operative Entfernung.

Basaliom (Basalzellenkrebs)

Basaliome findet man meist am Unterlid. Im Anfangsstadium zeigt sich ein charakteristisches lidrandnahes, graues, perlenartiges Knötchen. Erfolgt keine Behandlung, entwickelt sich eine flächenhafte Ulzeration und Infiltration der umgebenden Gewebe. In seltenen Fällen kann es zum Verlust des Auges oder zu einer Invasion in den Knochen kommen; selbst ein Vorwachsen bis zur Gehirnoberfläche ist beschrieben. Das *Basaliom wächst lokal invasiv und metastasiert nicht.*

Als Therpie der Wahl kommt einerseits die chirurgische Entfernung, andererseits die Bestrahlung in Frage. Anschließend ist eine sorgfältige Überwachung notwendig um ein eventuelles Rezidiv rechtzeitig zu erfassen.

TRÄNENAPPARAT

Die ableitenden Tränenwege können im Bereich des Punctum lacrimale, der Tränenröhrchen oder des Tränennasenganges verschlossen sein. Leitsymptom ist das Tränenträufeln. Relativ häufig liegt ein Verschluß des Tränennasenganges vor. Eine typische Komplikation ist die chronische Infektion des Tränensacks (chronische Dacryocystitis). Der Patient klagt dabei über ständiges Tränenträufeln. Beim Drücken auf den Tränensack entleert sich schleimig-eitriges Sekret.

Kommt es spontan zu keiner Besserung, ist ein operativer Eingriff mit Schaffung eines neuen Drainageweges (Dacryocystorhinostomie) erforderlich. Bei akuter fluktuierender Dacryocystitis ist die Inzision des Tränensacks notwendig um den Eiter abfließen zu lassen. Je nach Allgemeinzustand kann die systemische Gabe von Antibiotika angezeigt sein.

ORBITA

Orbitalphlegmone

Das klinische Bild ist durch ausgeprägtes Lidödem, chemotische Bindehaut und Einschränkung der Beweglichkeit des Augapfels gekennzeichnet, In der Mehrzahl der Fälle geht die Erkrankung von einer Nebenhöhleninfektion aus. Im Verlauf der Erkrankung kann es zu einem Papillenödem kommen.

Breitet sich die Infektion weiter nach dorsal aus, kann eine lebensbedrohliche Sinus cavernosus-Thrombose auftreten. Fast immer hat der Patient auch systemische Begleitsymptome wie Fieber, Schmerzen, Leukozytose und erhöhte Blutsenkungsgeschwindigkeit.

Die Behandlung ist dringend erforderlich. Durch hochdosierte systemische Antibiotikagabe läßt sich die Infektion meist rasch beherrschen. Die Nasennebenhöhlen müssen röntgenologisch untersucht werden. Eine Hals-Nasen-Ohren-ärztliche Mitbehandlung ist erforderlich.

Exophthalmus

Normalerweise bedeckt der Rand des Unterlides knapp den Limbus. Beim Exophthalmus scheint das Unterlid vom Limbus weggezogen.

Als Ursachen eines Exophthalmus kommen neben lokalen Raumforderungen im Bereich der Orbitahöhle auch Raumforderungen in der mittleren Schädelgrube oder dem posterioren Nasenraum in Frage. Ebenso können Tumormetastasen vorliegen. Differentialdiagnostisch ist an einen Morbus Basedow zu denken.

Vom echten Exophthalmus ist der sogenannte Pseudoexophthalmus zu unterscheiden: z.B. bei Hyperthyreose, bei der eine Retraktion des Oberlides vorliegt, oder bei hochgradiger Myopie, bei der das Auge hervorzustehen scheint.

Infolge der Vielfältigkeit der möglichen Ursachen bedarf die Abklärung eines Exophthalmus nicht selten der Zusammenarbeit verschiedener Fachdisziplinen wie Neurologie, Endokrinologie, Radiologie und Hals-Nasen-Ohren-Heilkunde.

Das therapeutische Vorgehen richtet sich nach der zugrunde liegenden Ursache. Bei einem lokalen raumfordernden Prozess in der Orbita ist gewöhnlich die chirurgische Behandlung erforderlich. Gelegentlich muß zum Schutz der Kornea eine Tarsorrhaphie durchgeführt werden.

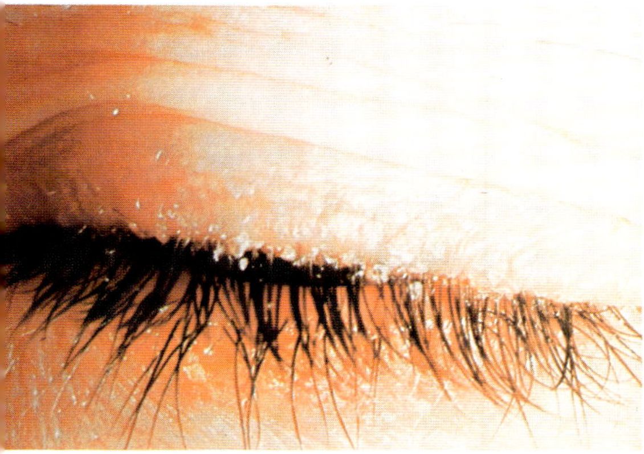

Abb. 2.1
Blepharitis squamosa (Borken am Wimpernansatz.

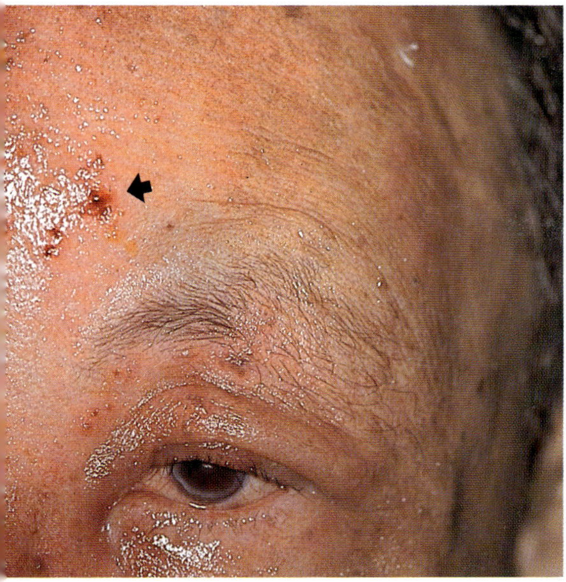

Abb. 2.2
Zoster ophthalmicus mit Bläschen im Bereich des Oberlides und an der Stirn.

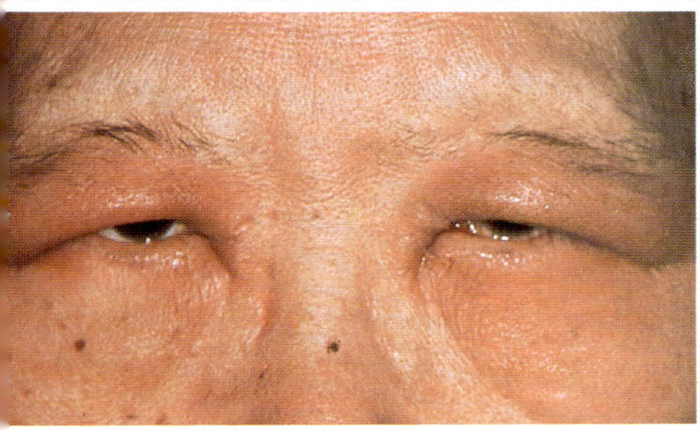

Abb. 2.3
Allergische Dermatitis nach Verabreichnung von sulfonamidhaltigen Augentropfen.

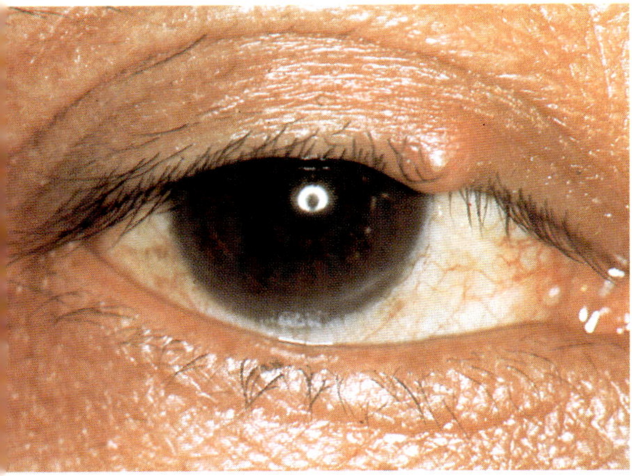

Abb. 2.4
Gerstenkorn (akute, eitrige Entzündung der Mollschen Schweißdrüsen oder Zeisschen Talgdrüsen, meist Staphylokokken- seltener Streptokokkeninfektion).

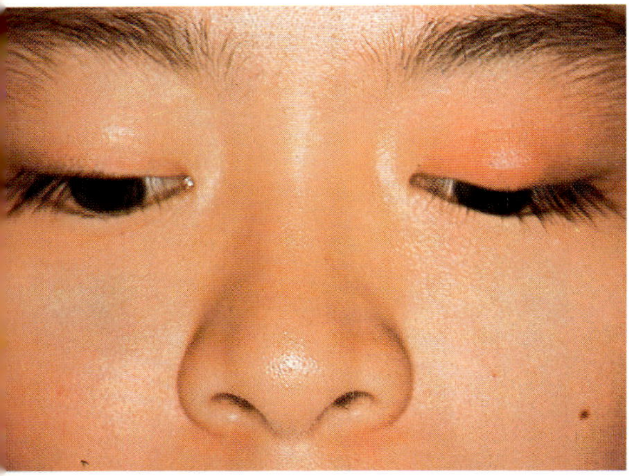

Abb. 2.5
Entzündetes Chalazion (Hagelkorn) des linken Oberlides.

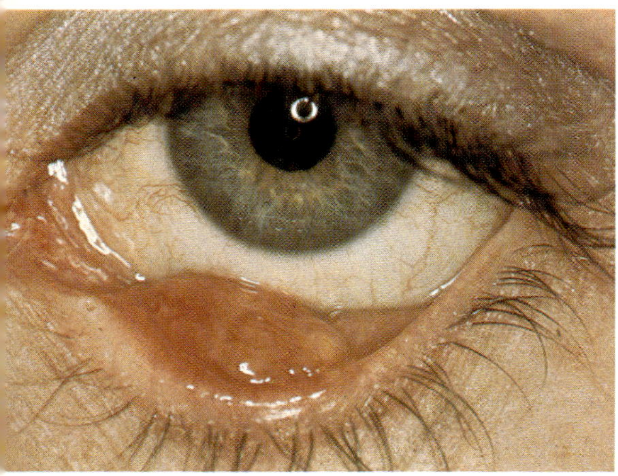

Abb. 2.6
Granulomatöse Läsion nach Ruptur eines infizierten Chalazions durch die Konjunktiva.

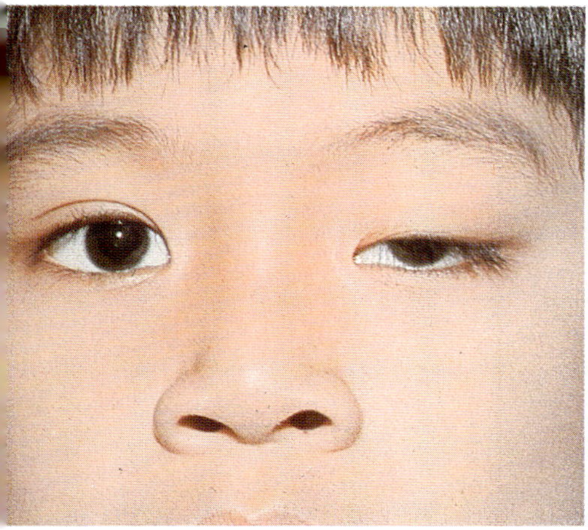

Abb. 2.7
Ptosis congenita des linken Auges.

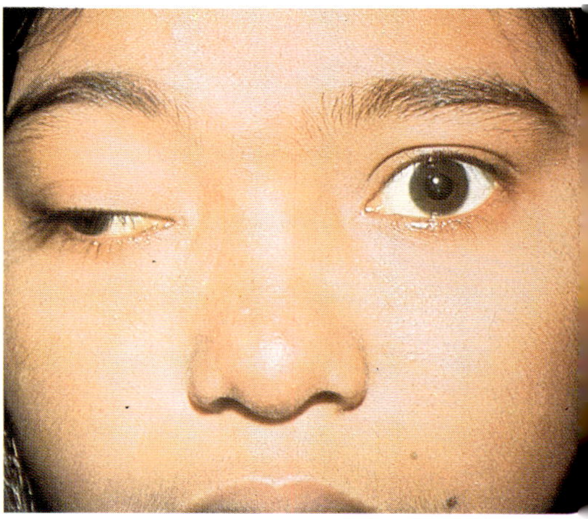

Abb. 2.8
Rechtsseitige Ptosis bei Lähmung des Nervus oculomotorius. Die Pupille ist dilatiert. Das Auge ist nach rechts unten gerichtet.

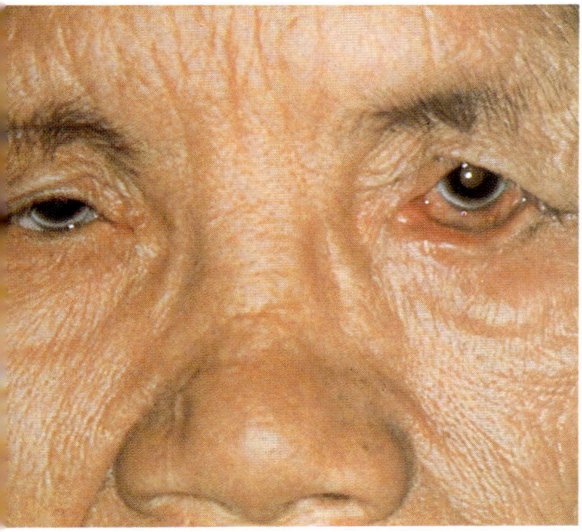

Abb. 2.9
Ektropium des linken Unterlides mit komplizierender Keratitis.

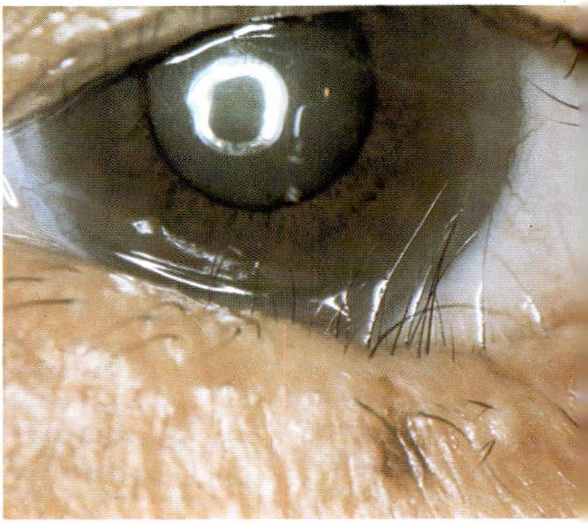

Abb. 2.10
Entropium des Unterlides mit Trichiasis.

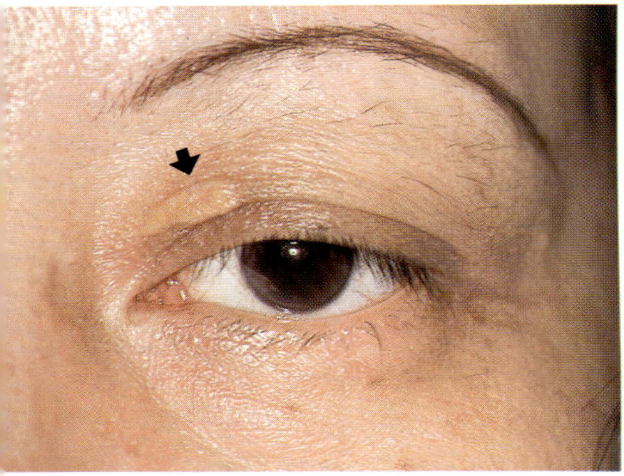

Abb. 2.11
Xanthelasmen (Lipoideinlagerungen in die Lidhaut).

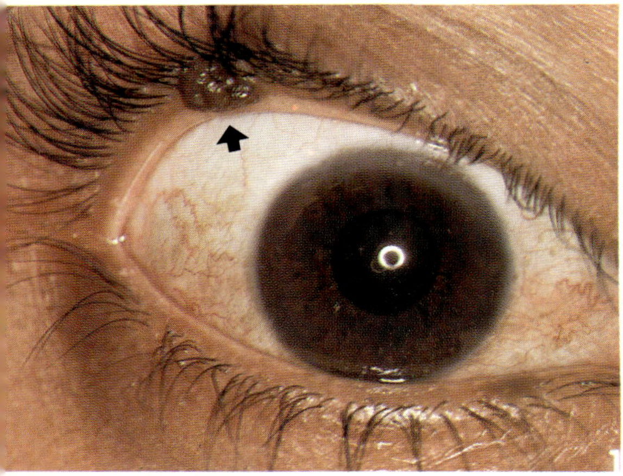

Abb. 2.12
Naevuszellennaevus (gutartig) am Rande des Oberlides.

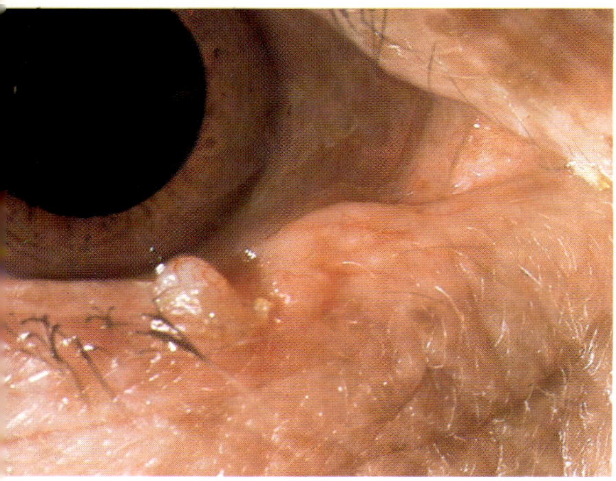

Abb. 2.13
Basaliom am Rande des Unterlides mit zentraler Ulzeration und aufgeworfenem Randwulst.

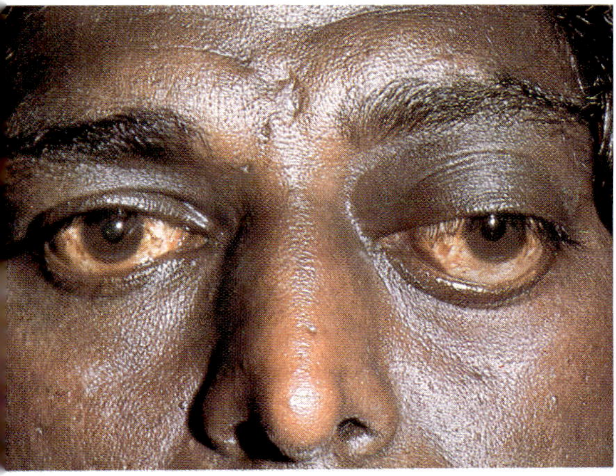

Abb. 2.14
Linksseitiger Exophthalmus bedingt durch einen retrobulbären Tumor. Der Rand des linken Unterlides ist etwa 4 mm vom Limbus entfernt.

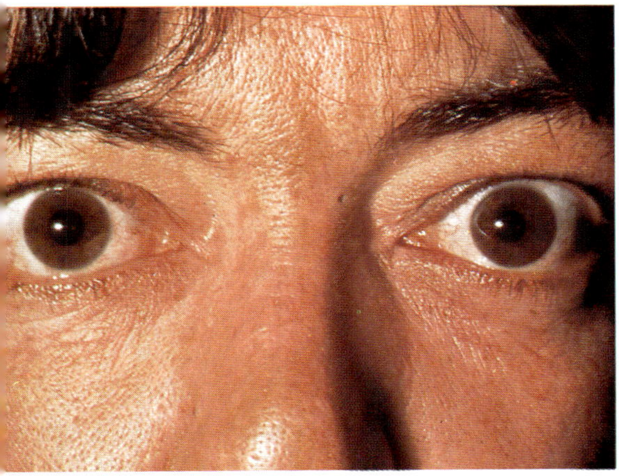

Abb. 2.15
Endokriner Exophthalmus mit Lidretraktion

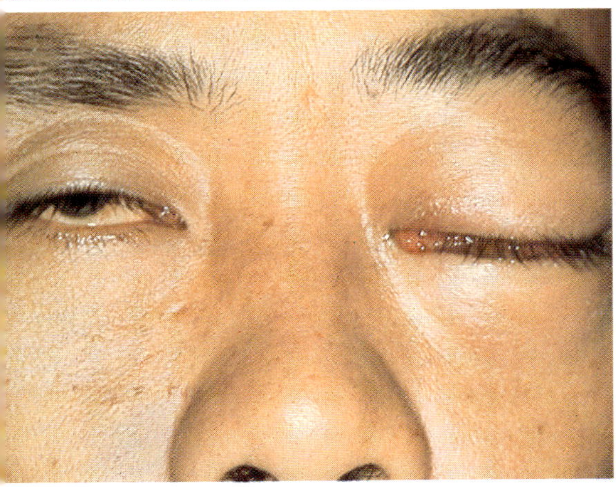

Abb. 2.16
Linksseitige Orbitalphlegmone mit Lidödem und Chemosis (Ödem der Konjunktiva).

3

KONJUNKTIVA, SKLERA UND KORNEA

EINLEITUNG

Die Rötung beider Augen ist meist Folge einer Infektion oder Allergie. Die Erkrankung ist in der Regel harmlos. Ist dagegen nur ein Auge gerötet, ist stets eine sorgfältige Untersuchung erforderlich, da ein akutes Glaukom, eine akute Iritis, Keratitis oder ein Fremdkörper im Auge vorliegen kann. Unterbleibt in diesen Fällen die rechtzeitige Behandlung, kann das Auge erblinden.

Ist bei einer Erkrankung die Hornhaut mitbetroffen, z.B. beim Trachom oder bei einer Herpes simplex-Infektion, besteht ebenfalls Erblindungsgefahr. Bei zentralen Hornhauttrübungen kann durch eine Hornhauttransplantation die Sehfähigkeit wieder hergestellt werden.

RÖTUNG BEIDER AUGEN

Bakterielle Konjunktivitis

Bei der akuten bakteriellen Konjunktivitis findet sich eine Rötung beider Augen mit serös-eitriger Sekretion und verklebten Augenlidern (besonders morgens). Infolge des Verlustes der Gleitfähigkeit des Bindehautepithels – die entzündlich veränderte Conjunctiva palpebralis reibt gegen die Kornea – tritt ein Fremdkörpergefühl auf. Die Diagnose bereitet selten Schwierigkeiten zumal es sich oftmals um eine epidemische Erkrankung handelt. Mit antibiotikahaltigen Augentropfen in hoher Dosierung (die Augen werden alle 2 – 3 Std. getropft) läßt sich rasch eine Heilung erzielen. Die Behandlung wird noch etwa zwei Tage über den Zeitpunkt der Beschwerdefreiheit hinaus fortgesetzt. Über Nacht empfiehlt es sich eine antibiotische Salbe anzuwenden, da die Wirkdauer länger ist und auf diese Weise ein Verkleben der Lider verhindert wird.

Ein Abdecken der Augen mit einem Verband ist nutzlos und führt häufig zu einer Verschlimmerung der Infektion. Wenn sich innerhalb von 48 Stunden keine Besserung der Symptomatik einstellt, muß – sofern nicht bereits geschehen – ein bakteriologischer Abstrich abgenommen und die Behandlung entsprechend den Ergebnissen der Resistenzbestimmung abgeändert werden.

Virus-Konjunktivitis

Bei Virus-Konjunktivitiden finden sich ebenfalls beidseitig gerötete Augen mit gesteigertem Tränenfluß. Allerdings ist die Sekretion nicht so heftig wie bei der bakteriellen Konjunktivitis. Die Augen sind schmerzhaft gereizt. Die Betroffenen entwickeln eine Photophobie, die auf eine begleitende Keratitis zurückzuführen ist. Die Patienten klagen über Verschwommensehen. Oft findet sich eine Schwellung der präaurikulären und submandibularen Lymphknoten. Gleichzeitig können Allgemeinsymptome wie Fieber oder Zeichen einer Atemwegsinfektion vorliegen. Eine spezifische Behandlung gibt es nicht. Bei Beteiligung der Kornea werden lokal Kortikosteroide verabreicht, was jedoch nur bei intaktem Hornhautepithel geschehen darf. Häufige Kontrolluntersuchungen mit der Spaltlampe sind notwendig. Um eine zusätzliche bakterielle Infektion zu vermeiden, können Antibiotika verabreicht werden. Bei epidemischen Konjunktivitiden empfiehlt es sich vorbeugende Maßnahmen zu ergreifen.

Allergische Konjunktivitis

Die allergische Konjunktivitis geht mit einem heftigen Juckreiz in beiden Augen einher. Die Augen sind gerötet. Der Tränenfluß ist gesteigert. Vielfach findet sich gleichzeitig eine vasomotorische Rhinitis, oder es sind aus der Anamnese bereits Allergien wie Nesselsucht, Heuschnupfen oder Reaktionen auf Medikamente bzw. Kosmetika bekannt.

Man behandelt mit abschwellenden und entzündungshemmenden Augentropfen, meist kombiniert mit oralen Antihistaminika. Kortikosteroide sollten nur in schweren Fällen verabreicht werden.

Frühjahrskatarrh der Augen (Conjunctivitis vernalis)

Die Conjunctivitis vernalis ist eine relativ selten vorkommende, rezidivierend auftretende, spezifische allergische Konjunktivitis. Das Auftreten ist saisonabhängig, meist im Frühjahr und Herbst. Es sind vorwiegend männliche Jugendliche betroffen. Bei der palpebralen Form findet man in der Conjunctiva tarsi eine milchigweiße Trübung und flache pflastersteinartige Wucherungen. Die bulbäre Form geht mit weißgrauen Wucherungen der perilimbären Konjunktiva einher. Mit kortikosteroidhaltigen Augentropfen läßt sich eine rasche Besserung erzielen. Gelegentlich greifen die Wucherungen auf die Hornhaut über.

Chronische nicht-spezifische Konjunktivitis

Chronische nicht-spezifische Konjunktivitiden gehen mit einer Vielzahl von Symptomen einher, zu denen Trockenheitsgefühl, Schmerzen, Brennen der Augen, Rötung und gelegentlich Tränenfluß gehören. Die Augen sind ständig gereizt, besonders wenn sie Reizen wie hellem Sonnenlicht, Staub, Rauch oder Wind ausgesetzt sind.

Die Untersuchung ergibt gewöhnlich keine Besonderheiten. Allerdings müssen spezifische Ursachen wie einwärts gerichtete Wimpern (Trichiasis), Störung der Tränensekretion (Syndrom des trockenen Auges), chronische Allergie oder Infektion der Lider (Blepharitis) ausgeschlossen werden. Die Behandlung ist von der auslösenden Ursache abhängig. Es werden befeuchtende und abschwellende Augentropfen und gelegentlich Antihistaminika eingesetzt. Antibiotika und Kortikosteroide sollten nicht verabreicht werden.

ROTES AUGE

Ein rotes Auge ist nicht selten durch eine ernste Erkrankung bedingt, z.B. ein akutes Engwinkelglaukom, eine Iritis, Keratitis, Hornhautulcus oder durch einen Fremdkörper im Auge. Auch eine Skleritis kann zugrunde liegen. Das akute Engwinkelglaukom ist von besonderer Bedeutung. Man findet in diesem Fall neben dem einseitig geröteten Auge Symptome wie Kopfschmerzen, Schmerzen im Auge und Verschwommensehen. Die Behandlung sollte vom Augenarzt durchgeführt werden.

Bei einer einseitigen Konjunktivitis findet sich fast immer eine eindeutige Ursache, z.B. ein Verschluß des Ductus nasolacrimalis oder eine Trichiasis. Das betroffene Auge muß daher sorgfältig untersucht werden.

Hyposphagma (subkonjunktivale Blutung)

Ein Hyposphagma tritt meist nur einseitig auf und imponiert durch die flächenhafte subkonjunktivale Blutung. Zugrunde liegt eine Kapillarruptur, zu der es nach heftigem Reiben der Augen oder bei einem schweren Hustenanfall kommen kann. Auch ein spontanes Auftreten ist möglich. Abgesehen von der Aufklärung über die Harmlosigkeit des Befundes ist keine weitere ärztliche Maßnahme erforderlich. Das Blut wird innerhalb von ein bis zwei Wochen resorbiert. Bei häufigen Rezidiven sollte man überprüfen ob z.B. eine Blutgerinnungsstörung zugrunde liegt.

TRACHOM

Das Trachom oder die Conjunctivitis trachomatosa ist eine weltweit verbreitete Augenkrankheit, die häufig zur Erblindung führt. Zugrunde liegt eine Infektion mit Chlamydia trachomatis. Das Erscheinungsbild der Erkrankung ist nicht einheitlich. In den entwickelten Ländern verläuft die Erkrankung benigner. Oft liegt eine okulogenitale Infektion vor. In den Entwicklungsländern ist die Erkrankung endemisch. Teilweise sind bis zu 90% der Einwohner eines Landes befallen. Die Erblindungsrate beträgt in manchen Teilen der Welt bis zu 10% der Erkrankten. Warum der Erreger unterschiedliche Virulenz aufweist, ist unklar.

Das klinische Bild ist sehr variabel. Im Anfangsstadium kann die Erkrankung asymptomatisch verlaufen oder als akute Konjunktivitis in Erscheinung treten. Die Zeichen der aktiven Infektion sind weißliche, runde, subepithelial gelegene Follikel im Bereich der Conjunctiva tarsi. Die Bindehaut der Lider, der Übergangsfalten, Caruncula und Plica semilunaris sind samtartig aufgerauht. Im Stadium der Vernarbung lassen die Follikel im Limbusbereich kleine Eindellungen zurück, die man als Herbertsche Punkte bezeichnet. Diese sind ein zuverlässiges diagnostisches Zeichen für eine durchgemachte Conjunctivitis trachomatosa. Im weiteren Verlauf sprießen in die oberen Hornhautschichten neue Blutgefäße ein, und es bildet sich neues Bindegewebe im Rahmen der Narbenbildung. Bei zyklischer Reinfektion und bakterieller Superinfektion sind Komplikationen wie Entropium und Trichiasis häufig. Durch eine Trübung der Hornhaut oder infolge einer Panophthalmie kann es zur Erblindung kommen.

Beim aktiven Trachom, also im Stadium der Konjunktivitis und Follikelbildung werden lokal Breitspektrumantibiotika z.B. Tetrazykline eingesetzt, meist in From von Augentropfen, die zweimal täglich über sechs Wochen verabreicht werden. Zusätzlich können oral Breitspektrumantibiotika oder Sulfonamide verabreicht werden. Zeigt sich bei Umgebungsuntersuchungen, daß 20% oder mehr der Bevölkerung aktiv infiziert sind, empfiehlt es sich, die ganze Bevölkerung eines Ortes oder einer Region zu behandeln um den Infektionsherd auszuschalten.

Entropium oder Trichiasis werden am besten chirurgisch behandelt. Damit nimmt das Erblindungsrisiko als Folge von Vernarbungen und Sekundärinfektionen im Bereich der Hornhaut ab. Bei ausgeprägter Narbenbildung im Hornhautbereich ist in manchen Fällen zur Besserung der Sehfähigkeit die Hornhauttransplantation die Methode der Wahl.

Das Trachom bleibt trotz aller Fortschritte der modernen Medizin eine der Problemerkrankungen in den Entwicklungsländern. Die Häufigkeit der Erkrankung ist in erster Linie auf die primitive Lebensweise und die mangelnde Hygiene zurückzuführen, wodurch es zu zyklischer Reinfektion und bakterieller Superinfektion kommt.

DEGENERATIVE VERÄNDERUNGEN DER KONJUNKTIVA, NAEVUSZELLNAEVUS

Pinguekula, Lidspaltenfleck

Es handelt sich um eine feine, dreieckige, gelbliche Verdickung der Konjunktiva im Lidspaltenbereich. Meist findet man sie nasal der Hornhaut, seltener auf der temporalen Seite. Die Basis des Gebildes läuft dem Hornhautrand parallel. Die Veränderung verursacht normalerweise keine Beschwerden. Äußere Einflüsse wie Sonne, Wind und Staub begünstigen das Auftreten; der Befund ist bei Bewohnern tropischer Länder entsprechend häufiger. Eine Behandlung ist normalerweise nicht erforderlich, zumal die Veränderung kosmetisch kaum störend ist. Allerdings sollte man sich versichern, daß kein Tumor vorliegt. Bei gelegentlichen Beschwerden werden abschwellende Augentropfen eingesetzt. Es empfiehlt sich die Augen durch eine Sonnenbrille zu schützen.

Pterygium, Flügelfell

Beim Pterygium handelt es sich um eine dreieckige, fleischige Bindehautfalte im Lidspaltenbereich, meist auf der nasalen Seite der Kornea gelegen. Die Ausprägung ist unterschiedlich. Manche Pterygia sind vaskularisiert, dick und fleischig, während andere ohne Gefäße sind und flach aufliegen. Die Veränderung findet sich gewöhnlich beidseitig und ist harmlos. Sie kann allenfalls einen leichten Astigmatismus verursachen. In seltenen Fällen, wenn das Pterygium die Pupillarebene überschreitet, können Sehstörungen auftreten.

Wie beim Lidspaltenfleck scheint ein Zusammenhang mit vermehrter Sonnenexposition zu bestehen. Man findet die Veränderung deshalb häufiger in den Tropen.

Pterygia können operativ entfernt werden. Der Eingriff ist dann angezeigt, wenn die Kornea um 3 mm oder mehr überwuchert wird. Die Rezidivrate ist hoch, in manchen Ländern bis zu 50%. Gelegentlich wird deshalb eine Betabestrahlung mit Strontium 90 oder eine Behandlung mit Thiotepa-Augentropfen (Zytostatikum) durchgeführt.

Melanosis conjunctivae (Naevus)

Es handelt sich um eine angeborene, gutartige Veränderung, die normalerweise harmlos ist. Der Pigmentfleck vergrößert sich gelegentlich während der Pubertät. Eine operative Entfernung aus kosmetischen Gründen ist möglich.

ULCUS CORNEAE

Ulcera der Hornhaut können durch eine Herpes simplex-Infektion, eine bakterielle Infektion oder durch ein Trauma bedingt sein.

Herpes corneae, Keratitis dendritica

Die Infektion der Hornhaut durch das Herpes simplex-Virus ist eine gefährliche Erkrankung. Das Auge ist gerötet, schmerzhaft gereizt und stark tränend. Fast immer besteht eine Photophobie.

Es bildet sich ein typisches, bäumchenförmig verzweigtes Ulkus aus. Im weiteren Verlauf kann es zu Komplikationen kommen, wie der *Keratitis disciformis,* der tiefen Form der Herpes simplex-Infektion, wobei das Virus in die tiefen Hornhautschichten gelangt ist. Dort kommt es zu einer scheibenförmige Trübung. Eine Begleitiritis kann auftreten. Rezidive sind insbesondere nach längeren Stressperioden oder nach fieberhaften Erkrankungen häufig. Idoxuridin-Augentropfen wirken spezifisch gegen das Virus. Das infizierte, abgelöste Hornhautepithel kann nach Verabreichung von lokal anaesthesierenden Augentropfen mit einem Baumwollstieltupfer entfernt werden. Steroidhaltige Augentropfen sind bei defektem Epithel absolut kontraindiziert, da sie schwerwiegende Komplikationen verursachen und im Extremfall sogar zur Perforation der Hornhaut führen können. Auch wenn die Erkrankung zur Ruhe gekommen ist, sollten keine Kortikosteroide verabreicht werden, da sie das Wiederaufflackern der Infektion begünstigen.

Ulcus serpens

Das klinische Bild ist durch Schmerzhaftigkeit und Rötung des Auges, gesteigerten Tränenfluß, verschwommenes Sehen und Photophobie gekennzeichnet. Fast immer ging eine Hornhautverletzung voraus, die sich im weiteren Verlauf bakteriell infizierte. Ursächlich kommen eine ganze Reihe von Erregern in Frage. Besonders Pneumokokken und Pseudomonas aeruginosa sind gefürchtet, da sie ausgedehnte, destruktive Ulzera verursachen. Eine Behandlung ist dringend erforderlich.

Man verabreicht hochdosiert lokal, subkonjunktival und systemisch Antibiotika. Durch Atropin-Augentropfen soll die Ausbildung von Synechien (Irisverklebungen) und damit die Entstehung eines Sekundärglaukoms verhindert werden. Die antibiotische Therapie sollte gezielt nach bakteriologischer Untersuchung erfolgen.

Hornhautrandulcera

Man findet derartige Ulcera häufig bei Blepharitis ulcerosa. Wahrscheinlich liegt eine allergische Reaktion auf Staphylokokkentoxine zugrunde. Normalerweise sind antibiotische Augentropfen gut wirksam. Zusätzlich können lokal Kortikosteroide verabreicht werden.

HORNHAUTTRÜBUNG

Arcus senilis corneae

Es handelt sich um einen schmalen, grauweißen Ring in der Hornhautperipherie, der durch eine Lipoideinlagerung in die Substantia propria bedingt ist. Vom Limbus ist der Ring durch eine klare Randzone getrennt. Der zentrale Hornhautbereich ist nie beteiligt. Gelegentlich findet sich die Veränderung auch bei jüngeren Menschen (Arcus juvenilis). Die Veränderung ist harmlos.

Hornhautdegenerationen

Degenerative Hornhautveränderungen treten doppelseitig auf. Eine degenerative Veränderung bei jungen Erwachsenen ist der *Keratokonus.* Die Hornhaut wölbt sich in der Mitte kegelförmig vor. Der Patient wird hochgradig kurzsichtig. Gleichzeitig liegt ein schwerer irregulärer Astigmatismus vor. Anfänglich läßt sich durch eine Brille eine Besserung erreichen. In späteren Stadien können spezielle Kontaktlinsen die Sehfähigkeit bessern. Schreitet die Veränderung weiter fort, und ist auch durch Kontaktlinsen kein Ausgleich mehr möglich, kann nur noch die Keratoplastik bzw. Hornhauttransplantation helfen.

Verschiedene hereditäre Hornhautdegenerationen gehen mit winzigen zentralen Trübungen der Hornhaut einher. Bei manchen Formen kommt es bereits in frühen Jahren zu einer ernsthaften Beeinträchtigung der Sehfähigkeit, so daß eine Hornhauttransplantation erforderlich wird.

Die *Fuchssche Hornhautepithel-Endotheldystrophie* ist durch ein Hornhautödem und eine Hornhauttrübung gekennzeichnet. Sie kann zu schweren Sehstörungen führen. Meist tritt sie bei Menschen jenseits des vierzigsten Lebensjahres auf. Die Häufigkeit der Erkrankung ist regional unterschiedlich. Bei Asiaten wird sie so gut wie nie beobachtet. Zugrunde liegen degenerative Veränderungen des Hornhautendothels. Die Erkrankung kann auch als Folge einer Kataraktextraktion auftreten. Um die Sehfähigkeit zu erhalten bzw. wieder herzustellen ist nicht selten die Hornhauttransplantation notwendig.

Keratitis parenchymatosa

Im aktiven Stadium tritt die Keratitis parenchymatosa beidseitig auf. Sie ist durch eine milchiggraue Parenchymtrübung, die sich gegen die Hornhautmitte hin ausbreitet und in der Tiefe und oberflächlich vaskularisiert ist, gekennzeichnet. Im späteren Stadium verschwinden die akuten Erscheinungen, und es bleibt eine Trübung unterschiedlicher Dichte in den tieferen Hornhautschichten sowie Konturen leerer Gefäße, sogenannter Geistergefäße zurück. Die Befunde lassen sich am besten an der Spaltlampe erkennen. Zugrunde liegt gewöhnlich eine Lues connata.

Das akute Stadium spricht rasch auf lokale Kortikosteroide an. Die Wirksamkeit von Antibiotika ist nicht erwiesen. Bei Sehstörungen infolge der Hornhauttrübung kann eine Hornhauttransplantation erforderlich werden.

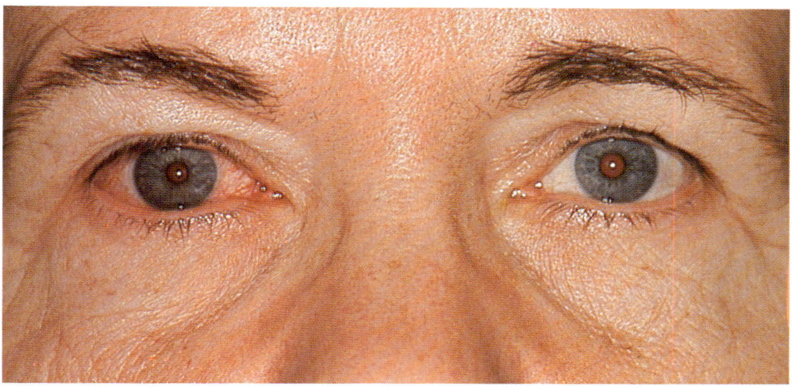

Abb. 3.1
Rotes Auge bei Iritis.

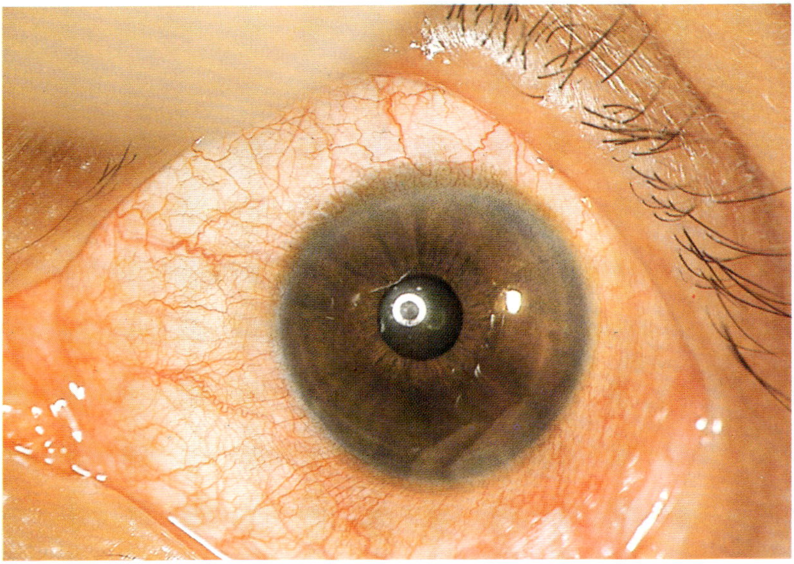

Abb. 3.2
Bei der Iritis ist das Auge gerötet, die Pupille eng.

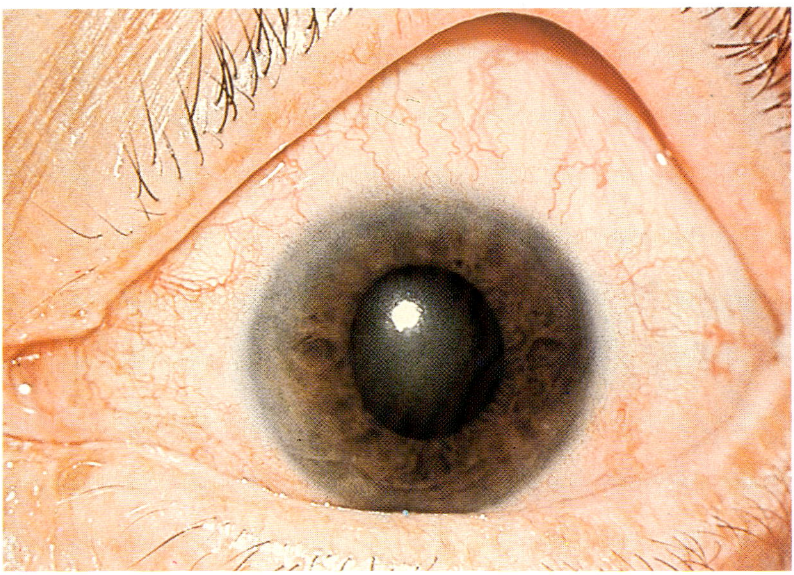

Abb. 3.3
Beim akuten Glaukomanfall ist das Auge gerötet, die Pupille ist weit und reaktionslos. Die Hornhaut ist rauchig getrübt (Epithelödem).

Herpes corneae, Keratitis dendritic

Herpes corneae ist eine wichtige Erblindungsursac

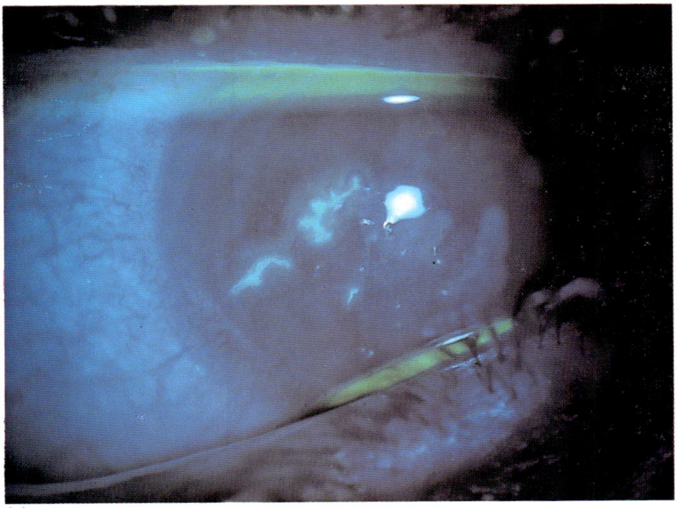

Abb. 3.4
Herpes corneae. Baumförmig verzweigtes Ulkus als Folge einer Herpes simplex-Infektion. Die Ulzerationen sieht man am besten mit der Lupe nach Anfärbung der Epitheldefekte mit Fluorescein.

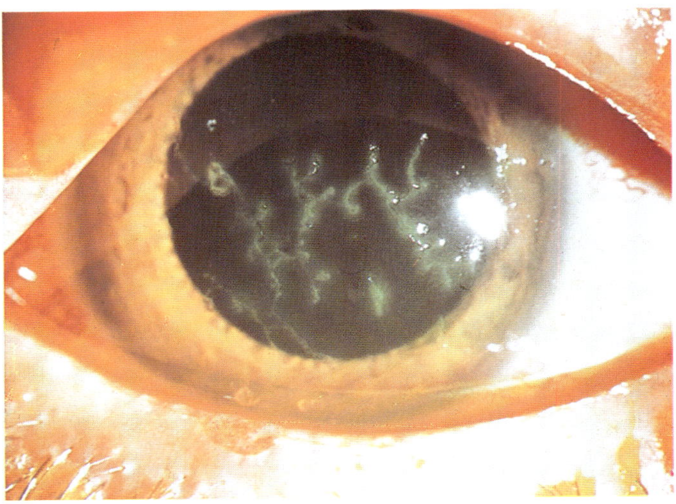

Abb. 3.5
Fluoresceinfärbung der Keratitis dendritica mit zahlreichen verzweigten Herpesgängen. Im vorliegenden Fall wurde des Krankheitsbild durch Verwendung kortikosteroidhaltiger Augentropfen verschlimmert.

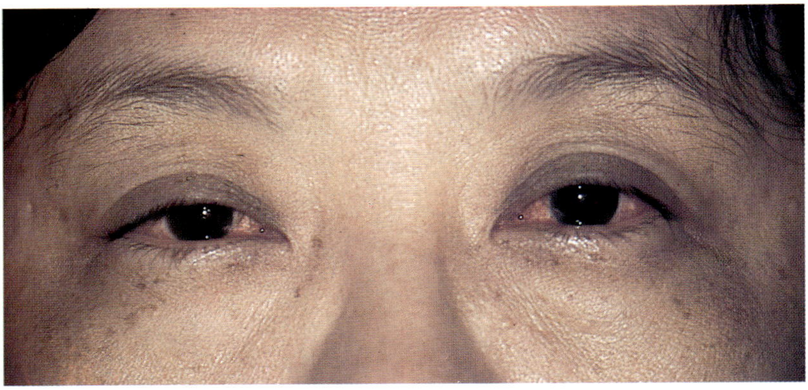

Abb. 3.6
Beidseitige Viruskonjunktivitis mit tränenden, geröteten Augen und mäßiger Sekretion.

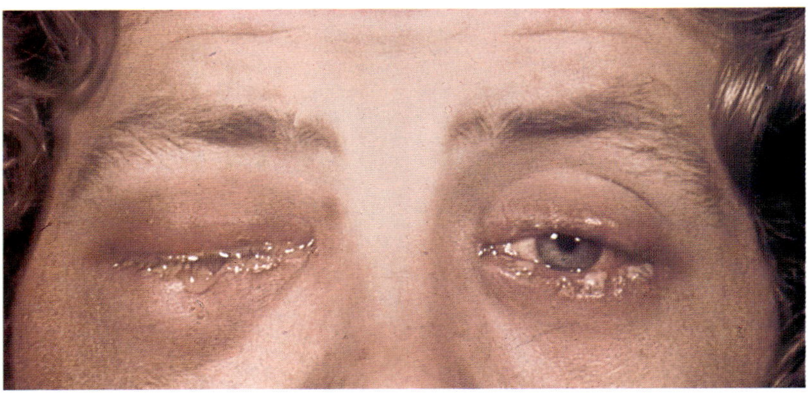

Abb. 3.7
Beidseitige bakterielle Konjunktivitis mit Lidödem und zäher, eitrig-schleimiger Sekretion.

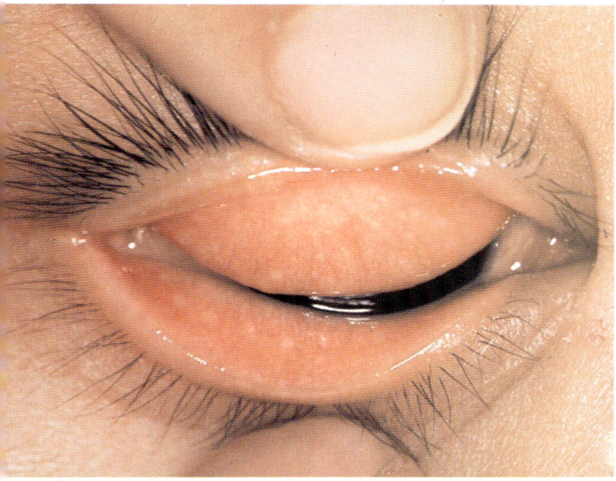

Abb. 3.8
Follikuläre Konjunktivitis als Folge einer Allergie. Die Follikel finden sich hauptsächlich an der Konjunktiva des Unterlides.

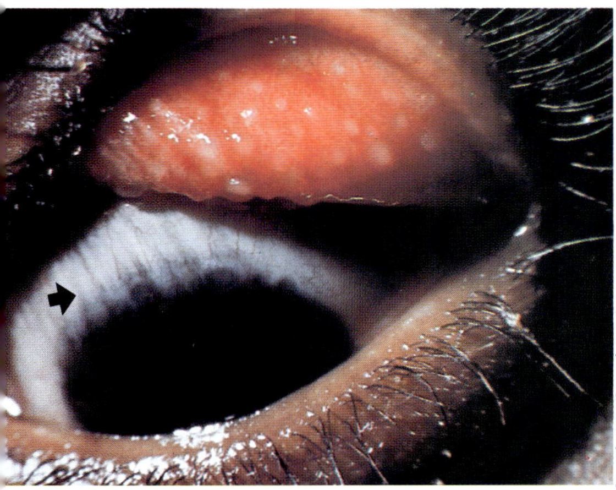

Abb. 3.9
Follikuläre Konjunktivitis bei Trachom. Die Follikel liegen an der Konjunktiva des Oberlides. Man beachte die diagnostisch wichtigen Herbertschen Punkte am Limbus.

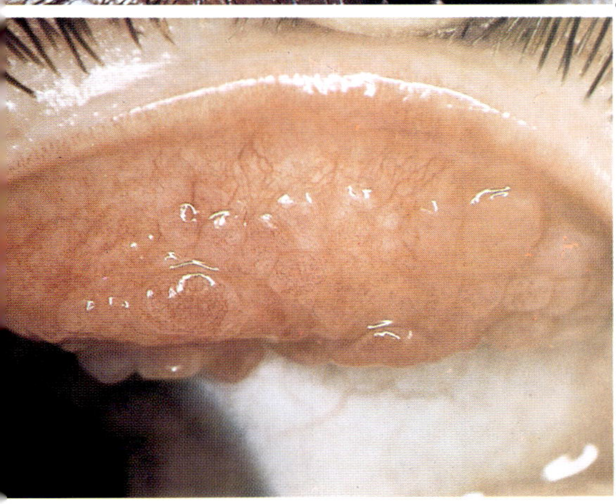

Abb. 3.10
Conjunctivitis vernalis mit pflastersteinartigen Wucherungen der Conjunctiva tarsi. Gelegentlich werden diese Veränderungen mit Trachomfollikeln verwechselt.

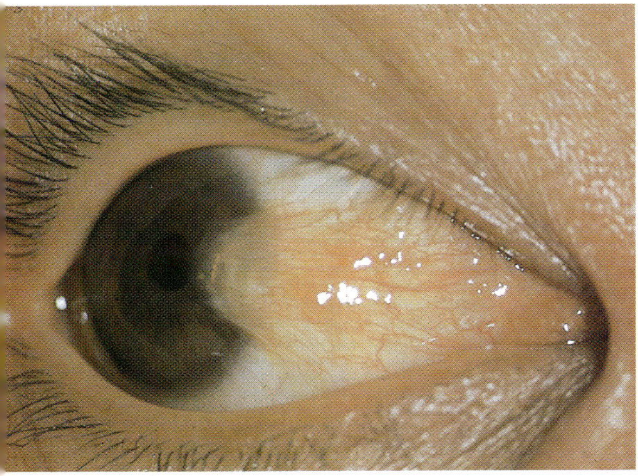

Abb. 3.11
Nasal gelegenes Pterygium, welches auf die Hornhaut vorwuchert.

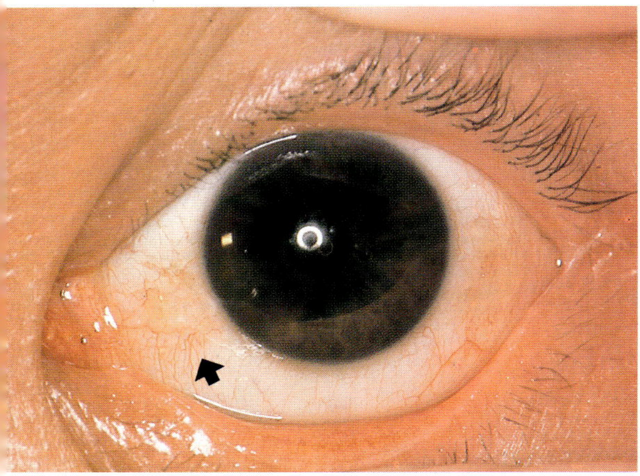

Abb. 3.12
Nasal gelegene Pinguekula. Man beachte: die Hornhaut ist nicht betroffen.

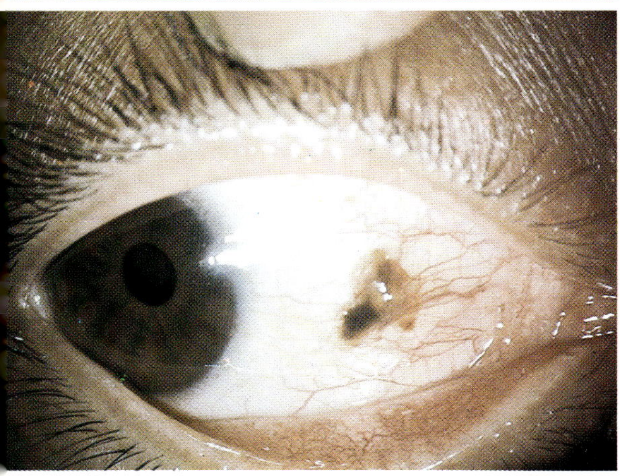

Abb. 3.13
Melanosis conjunctivae (Naevus der Bindehaut).

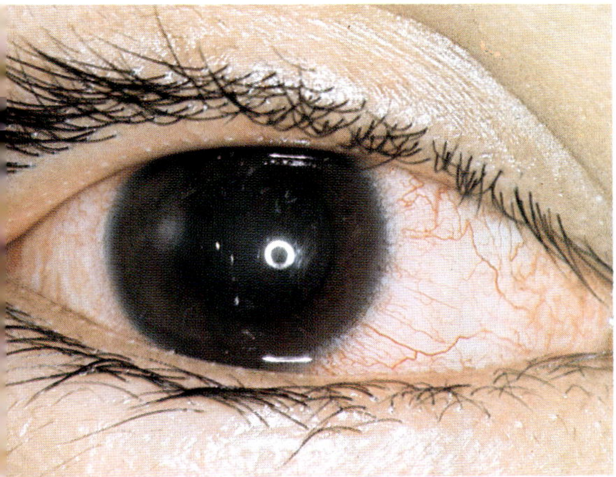

Abb. 3.14
Kleines Hornhautulcus als Folge einer Staphylokokkeninfektion nach längerem Tragen von weichen Kontaktlinsen.

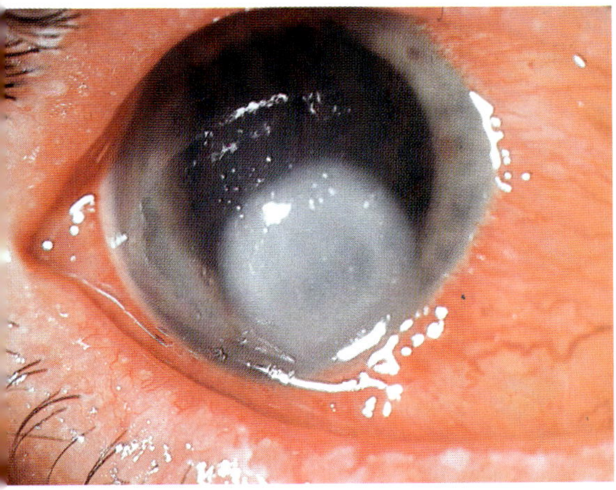

Abb. 3.15
Ausgedehntes Ulcus serpens corneae, bedingt durch eine Pseudomonas aeruginosa-Infektion.

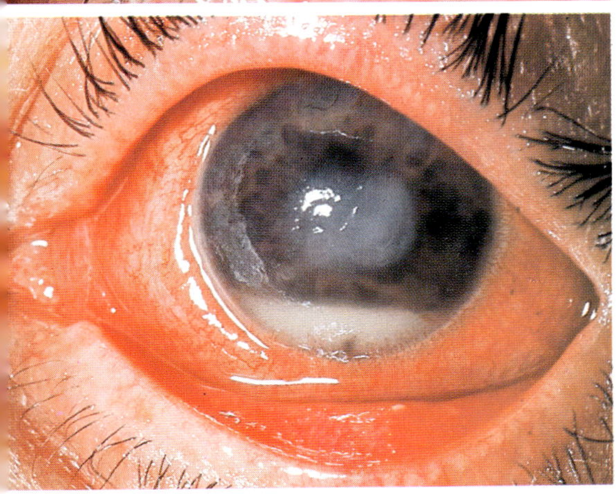

Abb. 3.16
Zentrales Ulcus serpens corneae mit Hypopyon (Eiter in der vorderen Augenkammer) bedingt durch eine Pneumokokkeninfektion.

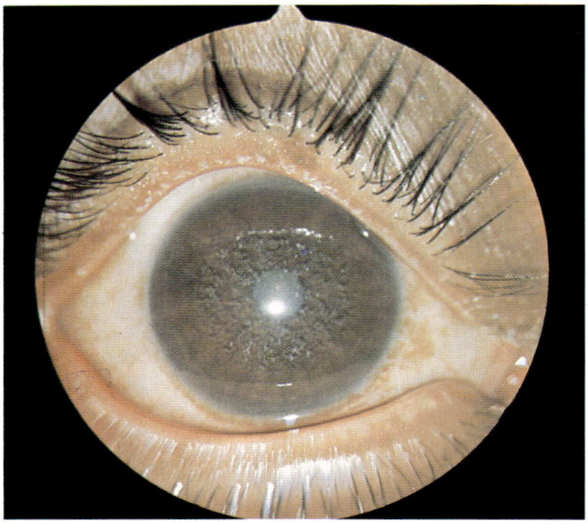

Abb. 3.17
Primäre hereditäre Hornhautdegeneration.

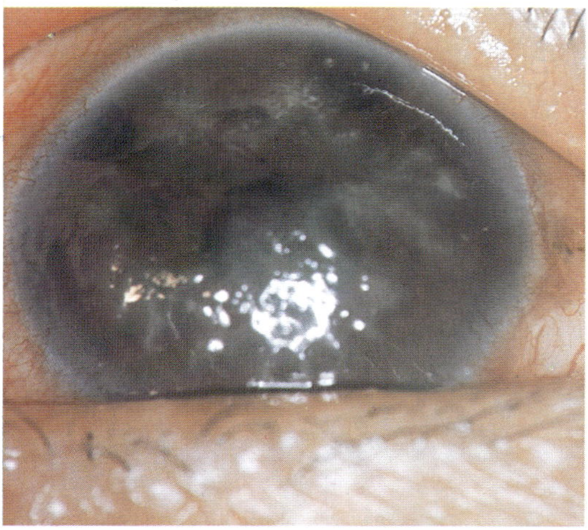

Abb. 3.18
Fuchssche Hornhautepithel-Endotheldystrophie mit diffusem Hornhautödem.

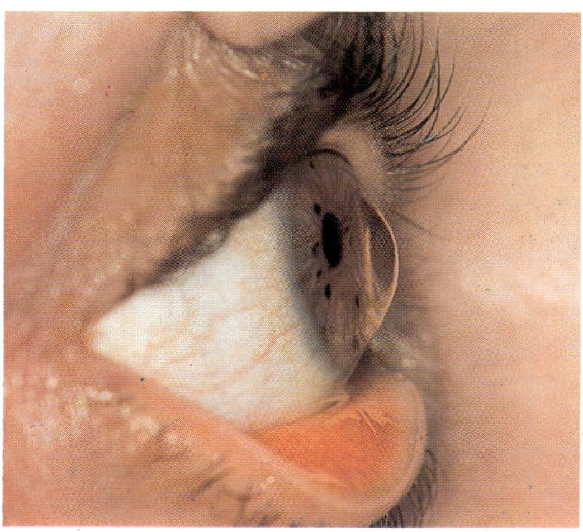

Abb. 3.19
Keratokonus mit klarer, kegelförmiger Vorwölbung der Hornhaut.

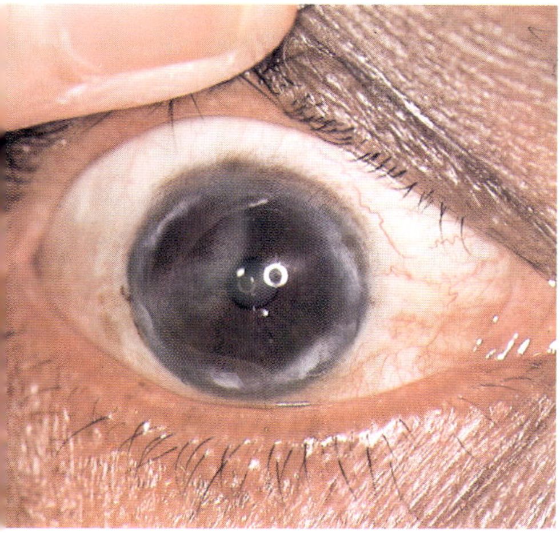

Abb. 3.20
Hornhautnarben nach alter, nicht-ulzerierender Keratitis parenchymatosa.

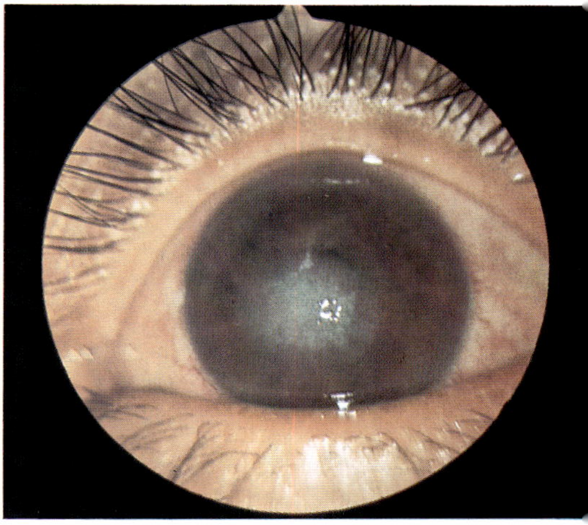

Abb. 3.21
Hornhauttrübung als Folge einer Herpes simplex-Infektion (Keratitis disciformis).

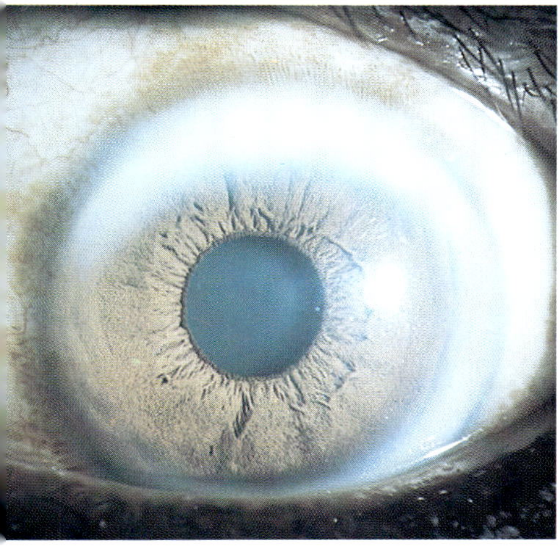

Abb. 3.22
Arcus senilis im Bereich der Hornhautperipherie (führt nie zu Sehstörungen!).

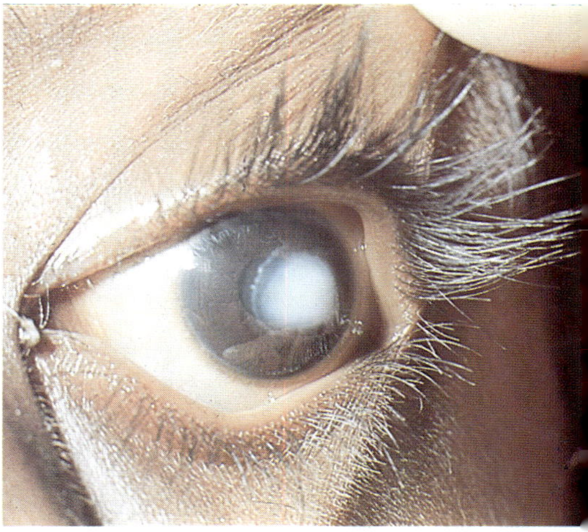

Abb. 3.23
Zentrale Hornhauttrübung bei Keratomalazie.

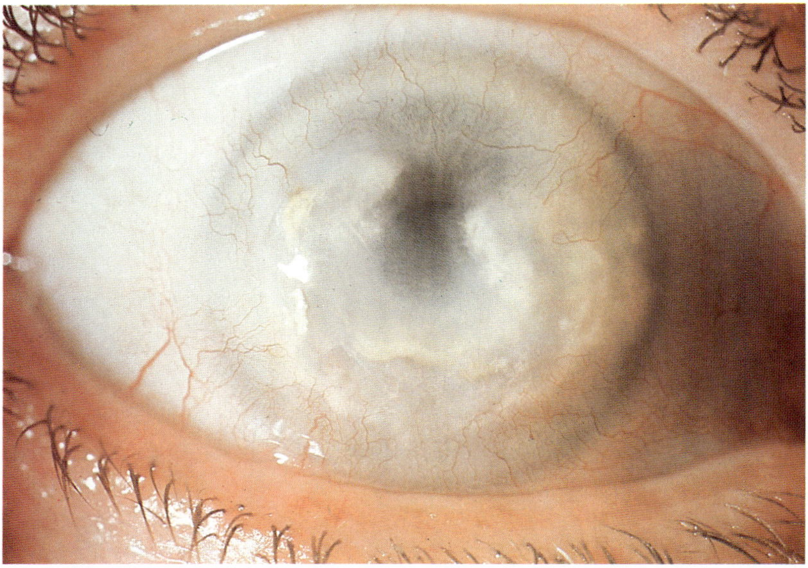

Abb. 3.24
Dichte Hornhauttrübung, die zur Erblindung geführt hat. Zustand vor Keratoplastik.

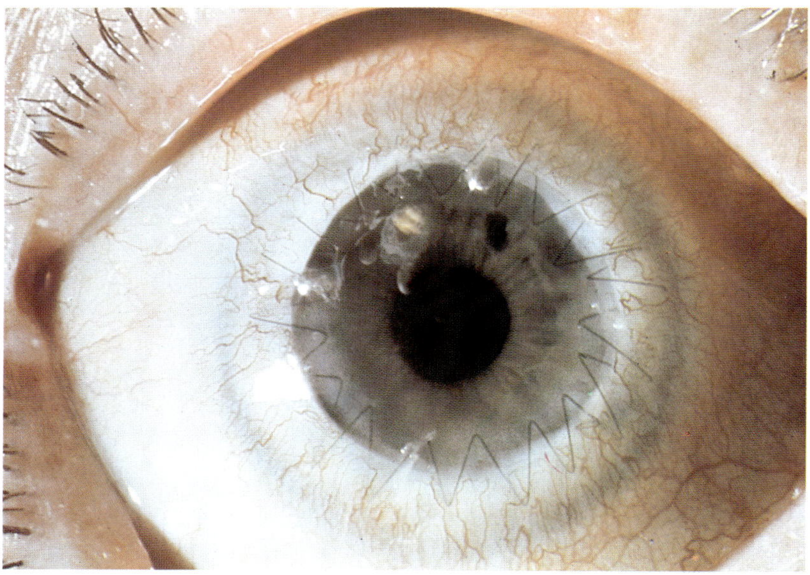

Abb. 3.25
Zustand nach Keratoplastik mit fortlaufender Naht (monophiler 10/0 Nylonfaden).

4

LINSE, GLAUKOM

EINLEITUNG

Die Katarakt, d.h. die Linsentrübung, ist die häufigste Ursache der allmählichen Sehverschlechterung beim älteren Menschen. Die Operationsindikation ist dann gegeben, wenn sich die Sehleistung des Patienten so verschlechtert hat, daß er nicht mehr in der Lage ist, sein normales Tagwerk zu verrichten. Eine Cataracta matura kann eine bleibende Schädigung des Auges zur Folge haben. Nach der Kataraktoperation ist eine optische Korrektur mit einer Star-Brille notwendig. Bei Schwierigkeiten mit der Brille kommen alternativ Kontaktlinsen oder in manchen Fällen auch eine intraokuläre Kunstlinse in Frage.

Das Glaukom ist eine wichtige Erblindungsursache. Beim Weitwinkelglaukom finden sich abgesehen von einem zunehmenden Gesichtsfeldausfall kaum Symptome. Beim akuten Engwinkelglaukom ist das betroffene Auge gerötet. Die Sehschärfe ist vermindert. Der Patient klagt über Augen- und Kopfschmerzen.

KATARAKT

Eine Katarakt ist eine Trübung der Linse. Normalerweise konvergieren ins Auge einfallende Lichtstrahlen mit Hilfe der Linse auf der Netzhaut. Bei einer Linsentrübung wird der Weg des Lichtes gestört. Ist die Trübung nur klein und liegt sie in der Peripherie der Linse, wird das Sehen nur geringfügig oder gar nicht beeinträchtigt. Dagegen stört eine zentrale und dichte Linsentrübung erheblich. Der Patient sieht dann verschwommen.

Am häufigsten ist der sogenannte Altersstar (Cataracta senilis), der in der Regel um das sechzigste Lebensjahr auftritt. Seltenere Starformen sind der Wundstar (Cataracta traumatica), der durch Medikamente induzierte Star (z.B. Kortisonstar) und Katarakte bei Allgemeinerkrankungen wie Diabetes mellitus (Cataracta diabetica) und Hypoparathyreoidismus.

Behandlung

Eine frühzeitige Diagnostik mit Untersuchung des Augenhintergrundes ist wichtig. Zunächst wird versucht durch Brillengläser eine Verbesserung der Sehschärfe zu erreichen. Der Zeitpunkt für ein operatives Vorgehen richtet sich nach dem Grad der Beeinträchtigung des Patienten. Die Kataraktextraktion sollte spätestens dann erfolgen, wenn der Patient Probleme hat, sich selbst zu versorgen. Die Operation ist immer erforderlich, wenn ein reifer Star vorliegt, da ohne Behandlung Komplikationen auftreten können.

Dank der modernen Operationstechnik und der allgemein üblichen frühen Mobilisation des Patienten sind hohes Alter und reduzierter Allgemeinzustand heute keine Kontraindikationen mehr für den Eingriff.

Bei der Kataraktextraktion unterscheidet man ein *intrakapsuläres* und ein *extrakapsuläres* Vorgehen. Bei der intrakapsulären Kataraktextraktion wird die Linse in toto, also einschließlich der Kapsel entfernt. Die extrakapsuläre Kataraktextraktion wird vorwiegend bei reifer Katarakt durchgeführt. Dabei werden Linsenkern und -rinde entfernt, nicht jedoch die hintere Kapsel. In manchen Zentren verwendet man die Ultraschall-Emulsifikationsmethode.

Ein wesentlicher Fortschritt bei der Kataraktoperation war die Einführung des Operationsmikroskopes. Bei sauberer Schnittführung und sorgfältiger Naht ist es heute nicht mehr notwendig, die Patienten zu immobilisieren. Die Dauer des Krankenhausaufenthaltes beträgt meist nur wenige Tage, höchstens eine Woche.

Die Kataraktextraktion ist sowohl für den Arzt als auch für den Patienten fast immer ein Erfolgserlebnis. In der Mehrzahl der Fälle ist postoperativ mit einer deutlichen Besserung der Sehleistung zu rechnen. Gelingt dies nicht, so liegt meist eine Störung im Bereich der Netzhaut oder des Sehnervens vor, z.B. eine senile Makuladegeneration oder eine diabetische Retinopathie.

Nachbehandlung

Nach der Kataraktextraktion ist das Auge linsenlos. Damit Gegenstände scharf auf der Netzhaut abgebildet werden können, müssen spezielle Stargläser verwendet werden. Diese Gläser haben üblicherweise eine Brechkraft von +10 und mehr Dioptrien. Besonders anfänglich kann es bei so dicken Brillengläsern zu Anpassungsschwierigkeiten kommen, da die Bilder vergrößert und peripher verzerrt erscheinen. Einseitig staroperierte Patienten haben gelegentlich wegen der ungleichen Bildgröße auf der Netzhaut (Aniseikonie) Probleme. Bei

Verwendung von Kontaktlinsen ist dies nicht der Fall. Für ältere Patienten ist jedoch der Umgang mit Kontaktlinsen schwierig. In manchen Fällen kann bereits während der Kataraktoperation intraokular eine Linse eingepflanzt werden, womit sich eine annähernd optimale Sehleistung, erreichen läßt.

Cataracta complicata

Eine Cataracta complicata kann im Zusammenhang mit anderen Augenerkrankungen auftreten, z.B. nach einer Iridozyklitis oder Netzhautablösung oder einem Trauma, z.B. Verletzung oder chirurgischem Eingriff.

GLAUKOM

Wie internationale Statistiken zeigen, sind etwa 20% aller Erblindungsfälle durch ein Glaukom bedingt. Im gesunden Auge herrscht ein ausgewogenes Gleichgewicht zwischen Zustrom und Abfluß des Kammerwassers. Ist wie beim Glaukom der Abflußweg blockiert, steigt der intraokulare Druck an, wodurch es zu einer Schädigung des Nervus opticus kommt.

Man unterscheidet zwei Formen:
1. Das *Weitwinkelglaukom,* das schleichend entsteht und ohne nennenswerte Symptome zum Sehverlust führt.
2. Das *Engwinkelglaukom,* das sich plötzlich entwickelt und mit akuten Schmerzen, plötzlicher Sehverschlechterung und Stauungshyperämie des betroffenen Auges einhergeht.

Die einzelnen Glaukomformen findet man bei verschiedenen Rassen unterschiedlich häufig. Bei den Chinesen überwiegt das Engwinkelglaukom, während z.B. bei der kaukasischen Bevölkerung das Weitwinkelglaukom häufiger auftritt.

WEITWINKELGLAUKOM (GLAUCOMA CHRONICUM SIMPLEX)

Beim chronischen Weitwinkelglaukom ist der intraokulare Druck erhöht. Die Sehleistung verschlechtert sich allmählich. Obwohl der Kammerwinkel *weit* ist, ist der Abflußwiderstand des Kammerwassers erhöht. Offenbar ist der Durchfluß durch das Filterwerk des Trabekelsystems in den Schlemmschen Kanal erschwert. Es handelt sich um eine schleichende Erkrankung ohne eindeutige Symptome. Liegen Symptome vor, sind sie meist unspezifisch, z.B. braucht der Patient in kürzeren Abständen stärkere Brillengläser oder klagt über zunehmende Müdigkeit, Schwierigkeiten beim Lesen oder unspezifische Augenbeschwerden.

Die Diagnose ist gesichert, wenn folgende Befunde vorliegen: erhöhter intraokularer Druck, Gesichtsfeldausfälle und glaukomatöse Exkavation der Papille (Glaukompapille).

Erhöhter Augendruck

Liegt der intraokulare Druck über 20 mm Hg, besteht Verdacht auf ein Glaukom. Allerdings gibt es Patienten, bei denen der intraokulare Druck bis auf 30 mm Hg erhöht ist, und bei denen des Sehvermögen unbeeinträchtigt bleibt. Man bezeichnet diesen Zustand als "okulare Hypertension." Eine Behandlung ist normalerweise nicht erforderlich. Lediglich regelmäßige Kontrolluntersuchungen sind angezeigt.

Gesichtsfeldverfall

Beim chronischen Weitwinkelglaukom sind Gesichtsfeldausfälle typisch. Zu den Frühveränderungen gehört das bogenförmige Bjerrum-Skotom. Später kann es zum Verlust des nasalen Gesichtsfeldes kommen. Im fortgeschrittenen Stadium schließt sich das Bogenskotom zu einem Ringskotom. Es bleiben ein kleiner zentraler und ein größerer temporaler Rest des Gesichtsfeldes erhalten.

Papille

Mit dem Gesichtsfeldverfall entwickelt sich eine Exkavation der Papille. Im fortgeschrittenen Stadium ist die Papille blaß, die Exkavation randständig. Die über den Papillenrand ziehenden Gefäße sind bajonettförmig abgeknickt. Im weiteren Verlauf kommt es zur Optikusatrophie.

Verhältnis Exkavation/Papillendurchmesser

Da der Durchmesser der physiologischen Exkavation der Papille individuell variiert, kann es schwierig sein, eine glaukomatose Exkavation von einer physiologischen Exkavation zu unterscheiden. Sicherer lassen sich Größenveränderungen durch Bestimmung des Verhältnisses der Exkavation zum Papillendurchmesser bestimmen. Erreicht die Exkavation den Rand der Papille, beträgt das Verhältnis 1,0. Dehnt sich die Exkavation über 40% des Papillendurchmessers aus, beträgt es 0,4.

Vorbeugung und Frühdiagnose

Beim chronischen Weitwinkelglaukom wird infolge des Mangels an Symptomen die Diagnose oft zu spät gestellt. Um dies zu verhindern, ist es ratsam, bei Patienten jenseits des 40. Lebensjahres regelmäßig den intraokularen Druck zu messen, zumal in vielen Ländern die Häufigkeit der Erkrankung beim älteren Patienten 1-2% beträgt. Da man beim Weitwinkelglaukom eine familiäre Häufung findet, sollten auch alle Verwandten von Patienten mit chronischem Weitwinkelglaukom regelmäßig augenärztlich untersucht werden.

Gewöhnlich wird medikamentös behandelt. Die Therapie der Wahl sind Pilocarpin-Augentropfen 1-6%-ig, die alle 4-6 Std. verabreicht werden müssen. Gelegentlich wird Pilocarpin mit 1-2%-igem Adrenalin kombiniert. Weniger gebräuchlich ist die gleichzeitige Gabe von Acetazolamid (Diamox). Nur wenn die medikamentöse Therapie nicht ausreicht um den Augeninnendruck auf Normalwerte zu senken, ist die operative Behandlung (Trabekulektomie) erforderlich.

AKUTES ENGWINKELGLAUKOM

Ein akutes Engwinkelglaukom kann auftreten, wenn sich die Iriswurzel plötzlich nach vorne an die Peripherie der Hornhaut verlagert und den Kammerwinkel einengt. Dadurch wird der Kammerwasserabfluß durch den Schlemmschen Kanal beeinträchtigt und der Augendruck steigt an.

In den mittleren Altersstufen ist die Erkrankung häufig. Jeder Patient mittleren Alters mit rotem Auge, der über verschwommenes Sehen, Schmerzen im Auge und Kopfschmerzen klagt, sollte gezielt auf ein Engwinkelglaukom hin untersucht werden.

Während der Untersuchung klagt der Patient in der Regel über Schmerzen. Es findet sich eine Stauungshyperämie des Auges. Infolge des Epithelödems ist die Hornhaut glanzlos. Der Patient sieht verschwommen. Die Pupille ist mittelweit bis weit, häufig entrundet und reagiert nicht auf Licht. Die Vorderkammer ist abgeflacht. Durch das Hornhautödem ist der Einblick erschwert. Unbehandelt führt der erhöhte Druck zu einer bleibenden Schädigung des Sehnerven mit Beeinträchtigung des Sehvermögens oder völliger Erblindung.

Eine rasche Behandlung ist dringend erforderlich. Nach Senkung des Augendrucks sollte bald operiert werden. Bei Verdacht auf akutes Engwinkelglaukom muß der Patient möglichst schnell zum Augenarzt.

Medikamentöse Behandlung

Das Ziel ist es, den Augendruck rasch zu senken. In der ersten Stunde sollte alle 10 min. 1 Tropfen 1-4%-ige Pilocarpinlösung verabreicht werden. Anschließend können die Abstände verlängert werden. Zusätzlich wird oral Acetazolamid (Diamox, 1000 mg) gegeben, oder falls der Patient erbricht, werden 500 mg intravenös gespritzt. Die orale Verabreichung von Acetazolamid kann alle vier Stunden wiederholt werden. Alternativ können osmotisch wirksame Substanzen wie Glyzerin (oral als Glyzerintrunk – 1,5 g/kg Körpergewicht in eiskaltem Orangen – oder Zitronensaft) oder Mannitlösung als Infusion zugeführt werden. Je nach Situation können zusätzlich Analgetika oder Sedativa angebracht sein.

Operative Maßnahmen

Die Operation der Wahl ist die *periphere Iridektomie,* die relativ einfach durchzuführen ist und als wirksamer Schutz für das bedrohte Auge gilt. Bei Patienten, bei denen die medikamentöse Behandlung nicht anspricht, bzw. bei denen davon auszugehen ist, daß eine chronisch kongestive Verlaufsform des Glaukoms vorliegt, ist eine fistulierende Operation angezeigt. Die Entscheidung welche Operation zu welchem Zeitpunkt durchzuführen ist, ist von der Situation des Patienten abhängig und muß dem Augenarzt überlassen werden.

Das andere Auge

Beim akuten Engwinkelglaukom finden sich in der Mehrzahl der Fälle auch am anderen Auge glaukomatöse Veränderungen. Auch das nicht unmittelbar betroffene Auge muß daher sorgfältig untersucht werden. An diesem Auge sollte eine periphere Iridektomie prophylaktisch durchgeführt werden. Neuerdings ist der Eingriff auch mittels Laserstrahlen möglich. Allerdings ist das Verfahren bislang auf wenige Zentren beschränkt.

Subakutes und chronisches Engwinkelglaukom

Kommt es zu einer allmählichen Verengung des Kammerwinkels durch die Iris, so steigt der Augendruck nur langsam an. Es entsteht ein subakutes Glaukom. Die Symptome sind milder ausgeprägt. Der Patient klagt über intermittierend auftretendes Nebel- oder Schleiersehen, mitunter über Kopfschmerz und Wahrnehmung von farbigen Ringen um Lichtquellen. Das Engwinkelglaukom kann sogar wie das chronische Weitwinkelglaukom völlig symptomlos verlaufen, bis es schließlich im fortgeschrittenen Stadium der Erkrankung (chronisches Engwinkelglaukom) zu ausgeprägten Gesichtsfeldausfällen kommt. Die Differenzierung zwischen chronischem Engwinkel- und chronischem Weitwinkelglaukom gelingt mit Hilfe der Gonioskopie.

SEKUNDÄR-GLAUKOM

Sämtliche Erkrankungen, die zu einer Beeinträchtigung des Kammerwasserabflusses durch den Schlemmschen Kanal führen, können einen Anstieg des Augendrucks zur Folge haben. Bei schwer verlaufenden Iridozyklitiden können die im Entzündungsbereich angereicherten Proteine und Zellen sowie eventuelle Irisverklebungen den Schlemmschen Kanal verlegen. Kommt es zu einer Blutung in die Vorderkammer (Hyphaema), besteht die Gefahr der Verklebung des Kammerwinkels durch Blutzellen. Gefäßeinsprossung in die Iris, zu der es bei Zentralvenenthrombose und proliferativer diabetischer Retinopathie kommen kann, kann ein hämorrhagisches Sekundärglaukom verursachen, das eine sehr schlechte Prognose hat. Ein Glaukom kann auch als Komplikation einer reifen Katarakt oder eines intraokularen Tumors auftreten.

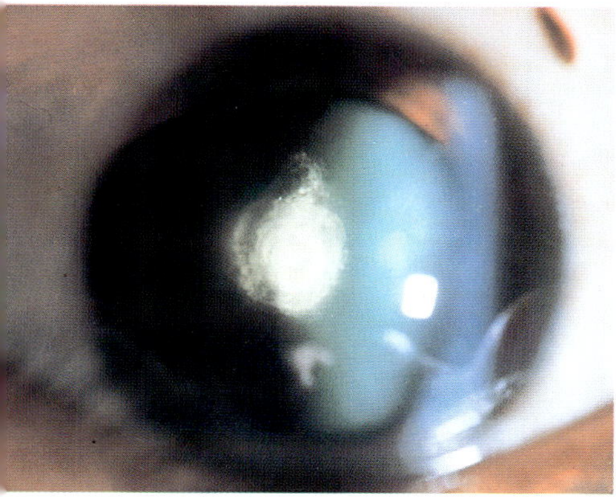

Abb. 4.1
Zentrale hintere Rindentrübung. Das Sehen wird insbesondere bei heller Beleuchtung und bei Pupillenverengung (z.B. beim Lesen) beeinträchtigt.

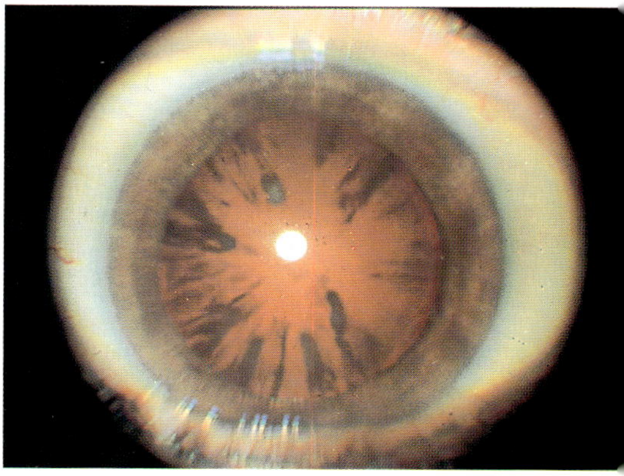

Abb. 4.2
Rindenstar (Cataracta corticalis). Gewöhnlich kommt es erst spät zu einer Sehverschlechterung.

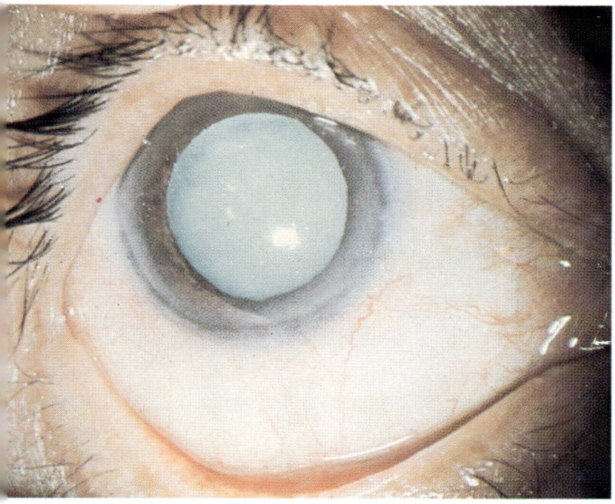

Abb. 4.3
Cataracta matura (reifer Star). Die Linse ist vollständig getrübt. Da es beim reifen Star zu bleibenden Schädigungen des betroffenen Auges kommen kann, ist eine operative Behandlung notwendig.

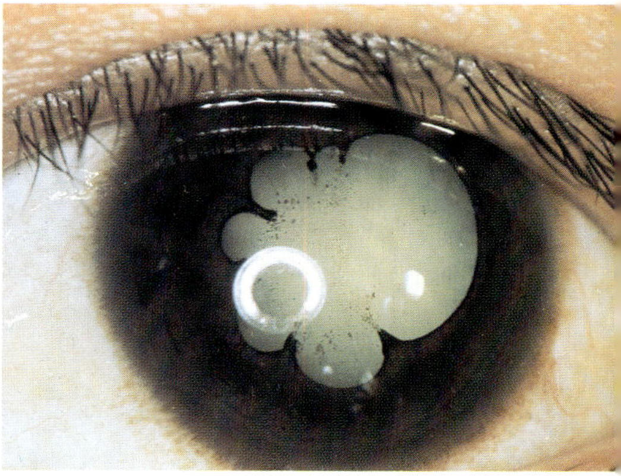

Abb. 4.4
Cataracta complicata als Folge einer Iridozyklitis. Man achte auf die Adhäsionen zwischen Iris und vorderer Linsenkapsel (hintere Synechien).

Gesichtsfeldverlust beim Weitwinkelglaukom

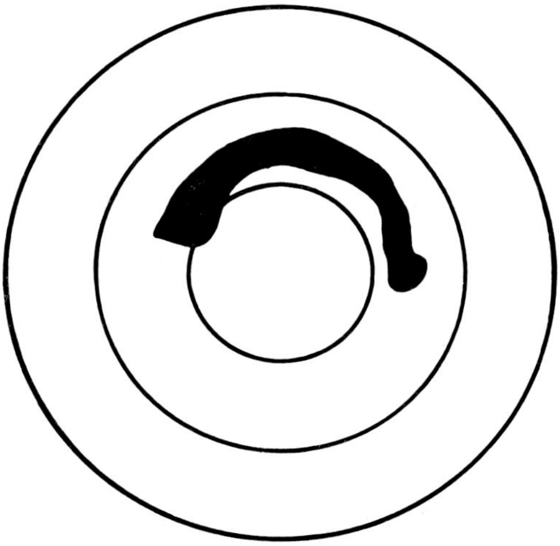

Abb. 4.5
Bogenförmiges Bjerrumskotom im Frühstadium des Glaukoms.

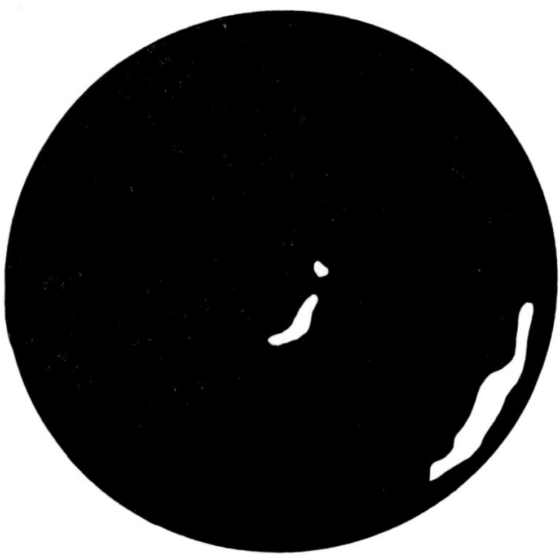

Abb. 4.6
Schwerer Gesichtsfeldausfall beim fortgeschrittenen Glaukom.

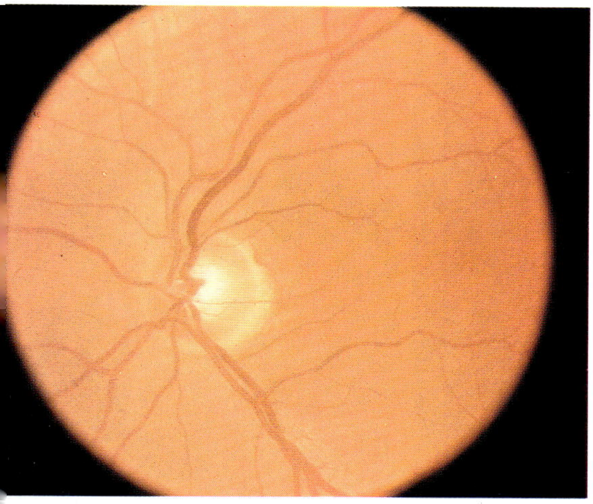

Abb. 4.7
Normale Papille mit einem Verhältnis von Exkavation zu Papillendurchmesser von 0,4.

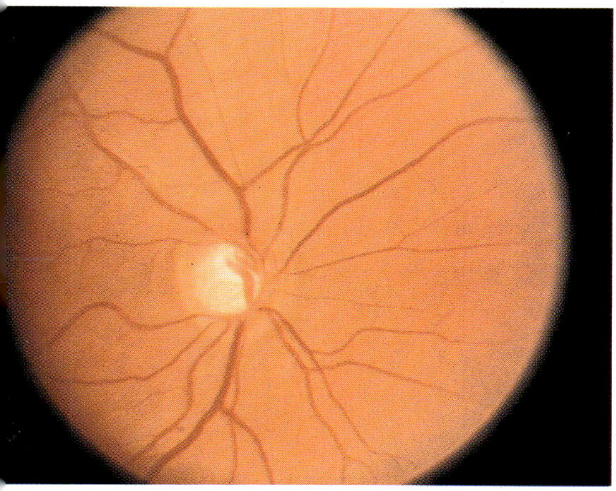

Abb. 4.8
Glaukomatöse Exkavation mit einem Verhältnis von Exkavation zu Papillendurchmesser von 0,7; beginnender Gesichtsfeldverfall.

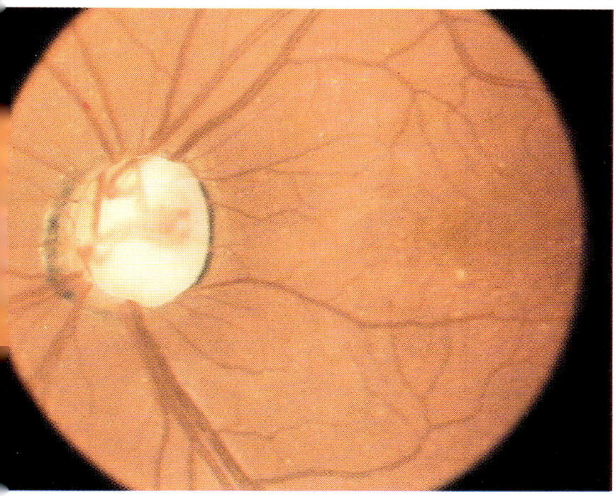

Abb. 4.9
Ausgeprägte Glaukompapille mit einem Verhältnis von Exkavation zu Papillendurchmesser von 1,0. Optikusatrophie. Das Auge ist blind.

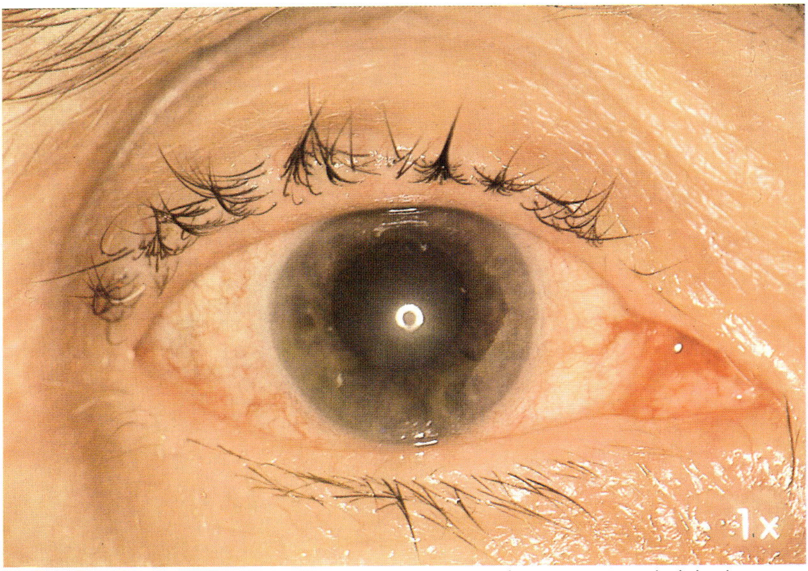

Abb. 4.10 Glaucoma acutum congestivum (akutes Engwinkelglaukom). Kongestive Hyperaemie des Auges (Rötung des Auges). Die Hornhaut ist glanzlos, matt, verschleiert. Die Pupille ist erweitert, entrundet und lichtstarr.

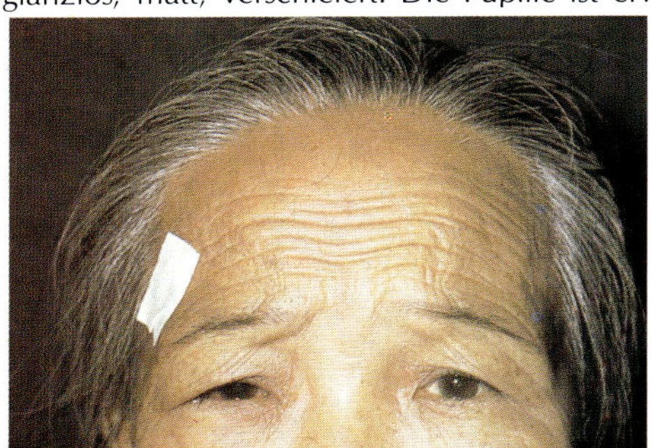

Abb. 4.11
Rotes Auge bei akutem Glaukom.

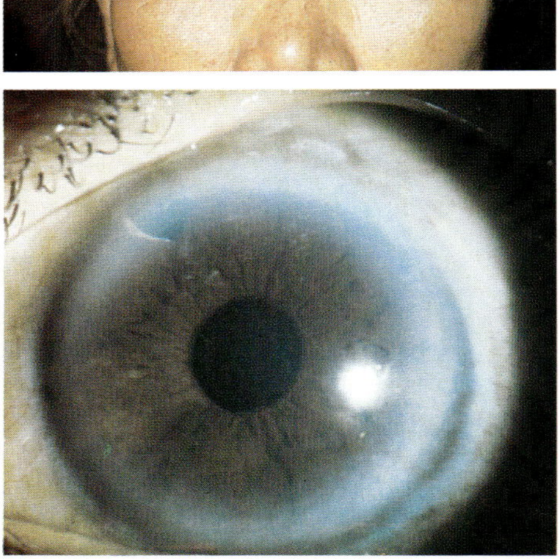

Abb. 4.12
Die periphere Iridektomie ist die Operation der Wahl beim Engwinkelglaukom.

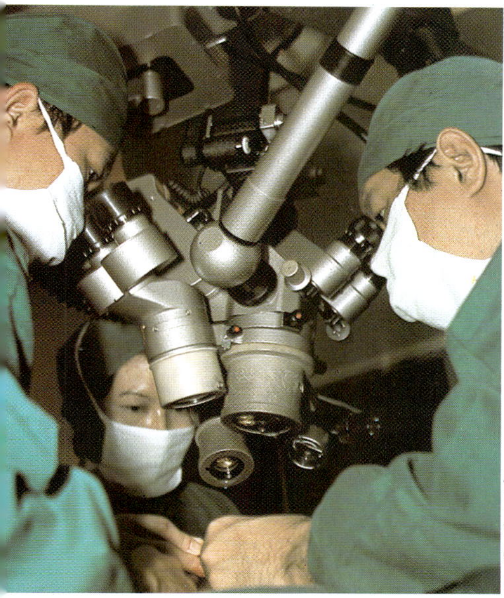

Abb. 4.13
Das Operationsmikroskop, wie es heute von den meisten Augenchirurgen für Operationen im vorderen Augensegment eingesetzt wird.

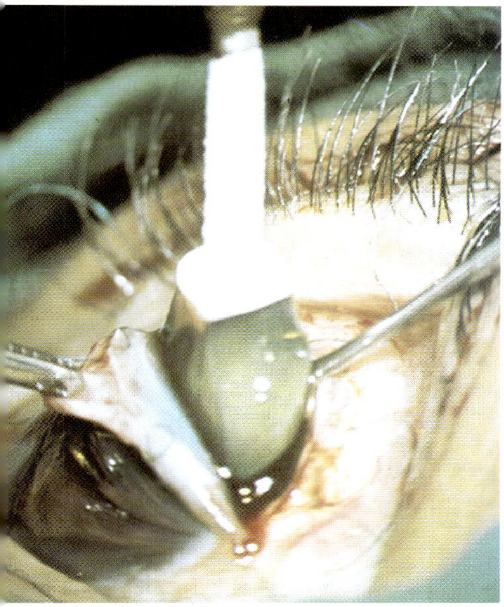

Abb. 4.14
Kataraktextraktion mit dem Kryostab.

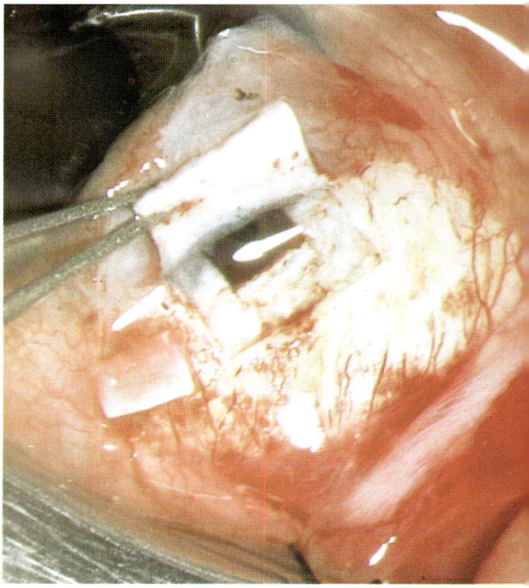

Abb. 4.15
Die Trabekulektomie ist eine gebräuchliche fistulierende Operation beim Weitwinkelglaukom. Der Schlemmsche Kanal wird von außen sondiert und zur Vorderkammer hin eröffnet.

5

UVEA, RETINA UND GLASKÖRPER

EINLEITUNG

Die Uveitis, eine Entzündung der Uvea (Iris, Corpus ciliare, Chorioidea) kann im Gefolge einer systemischen Erkrankung auftreten. Auch den verschiedenen Gefäßerkrankungen der Netzhaut, wie Zentralarterien- oder Zentralvenenverschluß liegt nicht selten eine systemische Erkrankung, z.B. des Herzkreislaufsystems zugrunde.

Die Netzhautablösung gehört zu den Erkrankungen, die mit einem plötzlichen Sehverlust einhergehen können. Die Prognose ist Dank der modernen chirurgischen Möglichkeiten gut. Besteht Verdacht auf eine Netzhautablösung, sollte der Patient sofort in augenärztliche Behandlung gebracht werden.

Erkrankungen der Makula spielen eine wichtige Rolle als Erblindungsursache. In den Industrieländern sind sie für bis zu 50% aller Erblindungsfälle verantwortlich. Von besonderer Bedeutung sind die senile Makuladegeneration, die hochgradige Myopie und die diabetische Retinopathie.

UVEITIS

Iridozyklitis

Die Iridozyklitis ist eine Entzündung von Iris und Ziliarkörper. Es findet sich gewöhnlich einseitig ein gerötetes Auge. Differentialdiagnostisch müssen alle anderen Ursachen eines roten Auges abgegrenzt werden, z. B. akutes Engwinkelglaukom, Keratitis, Ulcus corneae und Verletzungen durch Fremdkörper.

Weitere Symptome der Iridozyklitis sind Sehstörungen, Photophobie und gesteigerter Tränenfluß. Die Pupille ist eng (Reizmiosis). Bei der Untersuchung mit der Spaltlampe lassen sich Präzipitate, Zellen und Zellablagerungen in der Vorderkammer und auf der Rückfläche der Hornhaut erkennen. Diese Veränderungen sind reversibel. Rezidive sind häufig.

Meist ist die Erkrankungsursache schwer zu klären. Eine Iridozyklitis kann bei Gelenkerkrankungen wie der Spondylitis ancylosans oder der Stillschen Krankheit (juvenile rheumatoide Arthritis), seltener bei Sarkoidose, Syphilis, Lepra, Tuberkulose und Virus-Infekten auftreten.

Relativ häufig kommt es durch die Entzündung der Iris zu stellenweiser Verklebung des Pupillarsaumes mit der Linsenvorderkapsel (hintere Synechien). Bei schwerem Krankheitsverlauf kann sich ein Sekundärglaukom oder eine Cataracta complicata entwickeln.

Um die Entstehung hinterer Synechien zu verhindern und zur Schmerzlinderung wird therapeutisch durch Atropin oder Homatropin eine maximale Pupillenerweiterung erzeugt. Kortikosteroidhaltige Augentropfen werden zur Unterdrückung der Entzündung eingesetzt. Zur Klärung der Ätiologie sind eingehende Untersuchungen nötig.

Chorioretinitis

Es handelt sich um eine Entzündung der Choroidea (Aderhaut) und der Retina (Netzhaut). Die Erkrankungsursache bleibt meist ungeklärt. Gelegentlich liegt eine Toxoplasmose zugrunde. Weniger häufig tritt die Erkrankung im Zusammenhang mit Lues, Tuberkulose, Sarkoidose, Toxocariasis (Wurminfektion) oder Histoplasmose auf.

Läuft die Entzündung im Makulabereich ab, kommt es im akuten Stadium zum Verlust der zentralen Sehschärfe. Läsionen außerhalb des Makulabereichs können unbemerkt bleiben und sich erst später bei einer zufälligen Untersuchung des Augenhintergrundes als Chorioretinitisnarbe bemerkbar machen. Liegen die Entzündungsherde im Bereich der Fundusperipherie, kann die Erkrankung über Monate und Jahre unbemerkt bleiben. Oft wird sie erst dann erkannt, wenn Sehstörungen infolge von Glaskörpertrübungen oder Makulaödem auftreten.

Die Behandlung ist problematisch. Neben einer spezifischen Infektionstherapie werden systemisch Kortikosteroide verabreicht. Eine intensive Focussuche sollte durchgeführt werden. Rezidive sind häufig.

TUMOREN DER UVEA

Aderhautnaevus

Beim Augenspiegeln findet man im Netzhautbereich einen runden, pigmentierten Fleck ohne Prominenz. Sehstörungen treten nur selten auf. Die Differentialdiagnose gegenüber einem malignen Melanoblastom der Choroidea ist normalerweise einfach.

Melanoblastom

Das Melanoblastom ist ein maligner, pigmentierter, erhabener, später pilzförmig auswuchernder Tumor der Choroidea. Gelegentlich kann er zu einer Netzhautablösung, Glaskörperblutung oder zu einem Sekundärglaukom führen. Bei einer einseitigen Erblindung ungeklärter Ursache sollte immer auch ein malignes Melanom ausgeschlossen werden. In bestimmten Regionen der Erde, z.B. im Kaukasus, tritt dieser Tumor häufiger auf. Therapeutisch kommt gewöhnlich die Enukleation in Frage. In seltenen Fällen, besonders, wenn der Patient nur noch ein Auge hat oder wenn der Tumor sehr klein ist, kann ein Therapieversuch mit Bestrahlung, Photokoagulation oder eine chirurgische Exzision durchgeführt werden. Kleine Melanoblastome brauchen nach neuen Untersuchungen nicht unbedingt spezifisch behandelt zu werden. Allerdings sollten regelmäßige Kontrollen erfolgen.

Metastatische Tumoren der Choroidea

Metastasen im Bereich der Choroidea sind selten. Als Primärtumoren kommen verschiedenste Malignome in Frage, insbesondere Mamma- und Lungenkarzinom. Bei Augenspiegeln fallen choroidale Auflagerungen im Bereich des hinteren Poles auf. Gelegentlich können sie mit einer exsudativen Netzhautablösung einhergehen.

Bei rechtzeitiger Einleitung einer Strahlentherapie kann die Sehfähigkeit oft für längere Zeit aufrechterhalten werden.

ZIRKULATIONSSTÖRUNGEN

Verschluß der Zentralarterie

Der Zentralarterienverschluß ist ein akutes, dramatisch verlaufendes Krankheitsbild. Der Patient bemerkt plötzlich, daß er mit einem Auge nichts mehr sieht. Innerhalb weniger Minuten kann er vollständig erblinden. Zu den Ursachen der Erkrankung gehören Arteriosklerose mit oder ohne Bluthochdruck, Arteriitis temporalis und Thromboembolien bei Herzklappenerkrankungen oder atheromatösen Plaques in den Carotiden.

Der vollständige Zentralarterienverschluß zeigt schon nach einigen Stunden ein charakterisches ophthalmologisches Bild. Die größeren Netzhautarterien erscheinen fadendünn und blutleer. Kleinere Gefäße sind kaum noch zu sehen.

Die Netzhaut erscheint milchig weiß aufgrund des retinalen Ödems. An der dünnsten Stelle der Netzhaut, der Makula, ist im deutlichen Kontrast ein *kirschroter Fleck* zu sehen, da an dieser Stelle das Rot der Aderhaut durchscheint. Beim Zentralarterienverschluß finden sich keine Blutungen, es sei denn, es liegt gleichzeitig ein Verschluß der Vene vor.

Im Verlauf einiger Wochen klingt das Netzhautödem ab. Die Netzhaut wird wieder transparent. Die Papille bleibt abgeblaßt, da es bei der Erkrankung zu einer Sehnervenatrophie kommt.

Die Verabreichung von gefäßerweiternden Medikamenten ist ebenso wie die notfallmäßige Senkung des intraokularen Drucks in vielen Fällen erfolglos. Nur wenn die Behandlung innerhalb der ersten Stunde nach Beginn der Symptome eingeleitet wird, besteht eine geringe Chance das Sehvermögen wieder herzustellen. Ein Behandlungsversuch sollte aber immer erfolgen. Bei älteren Patienten mit Zentralarterienverschluß muß eine Arteriitis temporalis ausgeschlossen werden, wozu neben der Bestimmung der Blutsenkungsgeschwindigkeit auch die Biopsie der Arteria temporalis gehört. Bei Nichterkennen dieser Erkrankung, die sich durch Kortikosteroide in hoher Dosierung gut beherrschen läßt, kann es auch zur Erblindung des anderen, noch sehfähigen Auges kommen.

Verschluß der Zentralvene

Ein Zentralvenenverschluß verläuft weniger dramatisch als ein Zentralarterienverschluß. Die Sehstörungen setzen allmählich ein, und es kommt zu keinem vollständigen Sehverlust. Fingerzählen ist möglich.

Prädisponierende Faktoren sind Bluthochdruck, Diabetes mellitus, Arteriosklerose beim älteren Patienten und das Weitwinkelglaukom. Begünstigend ist auch eine erhöhte Gerinnungsneigung des Blutes, wie man sie bei bestimmten Erkrankungen oder nach Einnahme hormoneller Kontrazeptiva findet.

Ophthalmoskopisch erkennt man eine Stauung und Schlängelung der Netzhautvenen, insbesondere im Bereich der Papille. Häufig liegt ein einseitiges Papillenödem vor. Um die Papille herum und in der Peripherie findet man flächenhafte bis fleckförmige Blutungen und weiche Exsudate (Cottonwool-Herde).

Im Verlauf von Wochen werden die Blutungen allmählich resorbiert: Ophthalmoskopisch läßt sich dann der Zentralvenenverschluß kaum noch nachweisen, außer an Hand von Shuntgefäßen im Bereich der Papille. Das Sehvermögen bleibt, zumindest bei älteren Patienten, meist beeinträchtigt. Bei jüngeren Patienten ist die Prognose etwas besser.

Infolge der Ischämie der Netzhaut kommt es zur Einsprossung neuer Gefäße in die Iris (Rubeosis iridis). Dadurch kann es zu einer Beeinträchtigung des Kammerwasserabflußes kommen und somit zu einem hämorrhagischen Sekundärglaukom. Diese Komplikation tritt bei ca. einem Drittel der Patienten auf.

Nach systemischen Grunderkrankungen sollte sorgfältig gefahndet werden. Kommt es zu einem hämorrhagischen Sekundärglaukom, ist die medikamentöse Therapie hilfreich. Bei anhaltenden Schmerzen müssen zur Senkung des intraokularen Drucks chirurgische Maßnahmen ergriffen werden. Dank der modernen augenchirurgischen Möglichkeiten muß das Auge nicht mehr enukleiert werden um eine Schmerzlinderung zu erreichen. Möglicherweise läßt sich die Erkrankung durch gezielte Photokoagulation (Laser) günstig beeinflussen.

Venenastthrombose

Ein Venenastverschluß tritt meist an arteriovenösen Kreuzungen auf, besonders, wenn eine Vene von einer sklerotischen Arterie gekreuzt wird. Am häufigsten ist die Vena temporalis superior betroffen. In diesem Fall kann, ebenso wie beim Verschluß der Vena temporalis inferior, die Makula beeinträchtigt sein. Die Hauptursachen des Venenastverschlusses sind Bluthochdruck, Arteriosklerose und Diabetes mellitus.

Je nach Lokalisation des Verschlusses können mehr oder weniger ausgeprägte Sehstörungen auftreten. Bei Befall der Makula klagt der Patient über verschwommenes Sehen.

Ophthalmoskopisch zeigen sich charakteristische keilförmig angeordnete Blutungen der Netzhaut, ausgehend von einer arteriovenösen Kreuzungsstelle. Auch hier können vereinzelt Cottonwool-Herde und ein Makulaödem auftreten.

Ein persistierendes Makulaödem hat einen Sehverlust zur Folge. Aus abnorm verlaufenden Netzhautgefäßen, Shunts oder Gefäßneubildungen kann es in den Glaskörper bluten, wodurch eine plötzliche Sehverschlechterung eintreten kann. Nach einigen Monaten normalisiert sich die Durchblutung im Obstruktionsbereich wieder. Blut und Exsudate werden resorbiert.

Bei persistierendem Makulaödem und bei rezidivierender Glaskörperblutung ist die Photokoagulation angezeigt.

NETZHAUTABLÖSUNG (AMOTIO, ABLATIO RETINAE)

Eine Netzhautablösung ist Folge eines Risses in der Netzhaut. Meist liegen degenerative Veränderungen, insbesondere in der Netzhautperipherie, zugrunde. Die Netzhautablösung findet man besonders häufig bei Patienten mit höhergradiger Myopie und bei alten Patienten. Auch Augenverletzungen können einen Netzhautriß zur Folge haben. Durch den Riß kann sich die Netzhaut von der Choroidea abheben, wodurch die Versorgung der Netzhaut beeinträchtigt wird und lokal das Sehvermögen verloren geht.

Zu den typischen Symptomen der Netzhautablösung gehört das Schleier- oder Schattensehen. Die Patienten klagen über vermehrt auftretende Mouches volantes oder über einen vorhangartigen Schleier im Gesichtsfeld. Werden die Mouches volantes bereits seit langer Zeit wahrgenommen, handelt es sich wahrscheinlich um eine harmlose Erscheinung und nicht um eine Amotio retinae.

Dagegen ist das plötzlich verstärkt auftretende Sehen von Punkten und Schatten zusammen mit Lichterscheinungen beim älteren und beim myopen Patienten ein Alarmzeichen. Man sollte sofort einen Augenarzt hinzuziehen. Der bei Netzhautablösung eintretende Gesichtsfeldausfall gleicht einem sich vorschiebenden Vorhang, der Teile des Gesichtsfeldes verdeckt. Ist die Makula betroffen, kommt es zum plötzlichen Ausfall des zentralen Sehens.

Bei der ophthalmoskopischen Untersuchung erkennt man im Bereich der Netzhautabhebung einen grauen Reflex anstelle des leuchtenden Rots der normalen Netzhaut. Die daraufliegenden Gefäße erscheinen dunkel mit gewundenem Verlauf. In den meisten Fällen läßt sich ein Netzhautriß finden.

Die Diagnose sollte durch den Augenarzt bestätigt werden. Die indirekte Ophthalmoskopie bietet einen besseren Überblick über die Netzhaut als die direkte. Im Frühstadium kann die Diagnose schwierig sein. Die Netzhaut muß dann sorgfältig bei maximal weiter Pupille untersucht werden.

Die Netzhautablösung im temporal oberen Quadranten ist ein ophthalmologischer Notfall. Durch die sich unter der Netzhaut ausbreitende subretinale Flüssigkeit kann der Makulabereich abgelöst werden, wodurch es zum Ausfall des zentralen Sehens kommt. Bis zur Einleitung augenchirurgischer Maßnahmen ist daher strikte Bettruhe erforderlich.

Bei der Untersuchung müssen sämtliche Netzhautrisse bzw. -löcher gefunden werden. Ziel der Behandlung ist es die Risse durch eine feste Narbenbildung zu verkleben. Therapeutische Verfahren sind die Kryoapplikation oder die Diathermie auf der freigelegten Lederhaut sowie die Laserkoagulation. Aus technischen Gründen ist die Kryoapplikation am weitesten verbreitet. Durch Aufnähen einer Silikonkautschukplombe wird die Sklera eingedellt um ein Wiederanlegen der Netzhaut an die Aderhaut zu erreichen.

Die Netzhautablösung tritt oft beidseitig auf. Deshalb sollte auch das nicht direkt betroffene Auge sorgfältig mittels indirekter Ophthalmoskopie untersucht werden.

Sekundäre Netzhautablösung

Die seltene sekundäre Netzhautablösung entsteht ohne vorhergehenden Einriss der Netzhaut. Zugrunde liegen kann ein Exsudat, z.B. beim Melanoblastom der Choroidea, bei schwerer Uveitis oder bei Schwangerschaftstoxikose. Eine weitere Ursache ist der Zug von vorne infolge fibröser Veränderungen bei der proliferativen diabetischen Retinopathie oder der retrolentalen Fibroplasie (Retinopathia praematurorum).

ERKRANKUNGEN DER MAKULA

Die Makulaerkrankungen sind von besonderer Wichtigkeit, da sie eine häufige Ursache der Erblindung darstellen. In den Industrieländern spielen Infektionen oder Unterernährung kaum eine Rolle als Erblindungsursache, dagegen sind degenerative, metabolische und vaskuläre Erkrankungen, welche die Makula mitbetreffen, häufig.

Eine lokalisierte Makulaschädigung mit einem allmählichen Verlust der zentralen Sehschärfe kann bei progressiver maligner Myopie, sowie bei der angeborenen und senilen Makuladegeneration vorkommen. Akute Prozesse, welche die Makula betreffen, sind Retinitis centralis serosa, Makulablutungen und die scheibenförmige Makuladegeneration. Venöse Verschlüsse und diabetische Retinopathie sind Netzhauterkrankungen, bei denen häufig die Makula beteiligt ist.

Für die meisten Erkrankungen der Makula gibt es bis heute keine wirksame Behandlung. Die Entwicklung geeigneter therapeutischer Methoden setzt genauere Kenntnis über die Stoffwechselvorgänge und die Pathophysiologie der Netzhaut voraus.

Juvenile Makuladegeneration

Die oft familiär gehäuft auftretende Erkrankung macht sich bereits im Kindes- und Jugendalter bemerkbar. Es handelt sich um eine beidseitige, symmetrische Erkrankung, die mit langsam progredientem Sehverlust einhergeht. Dem klinischen Bild können wahrscheinlich unterschiedliche genetische Defekte zugrunde liegen.

Eine kurative Behandlung gibt es nicht. Wichtig ist die genaue Diagnosestellung, der gezielte Einsatz von Sehhilfen sowie eine genetische und berufliche Beratung.

Senile Makuladegeneration

Die Erkrankung tritt beidseitig auf und führt zu einem Verlust des zentralen Sehens. In manchen Populationen sind über 20% der Sechzigjährigen von der Erkrankung betroffen. Entsprechend hoch ist die Erblindungsrate.

Die Patienten klagen über zunehmende Einschränkung des zentralen Sehens. Oft sind die Sehbilder verzerrt, d.h. Buchstaben oder Wörter werden in unterschiedlichen Höhen gesehen oder werden überhaupt nicht mehr wahrgenommen.

Das ophthalmoskopische Bild variiert beträchtlich. Im Bereich der Makula findet sich nicht selten eine feinkörnige Pigmentierung mit hellen atrophischen Stellen. Daneben kann man weißliche runde Kolloidkörper, sogenannte Drusen sehen. Sind diese groß und zusammenfließend, spricht dies für eine Makuladegeneration. Sind sie klein und scharfrandig, sind sie normalerweise harmlos.

Scheibenförmige Makuladegeneration

Es handelt sich um eine plötzlich auftretende Komplikation der senilen Makuladegeneration. Im Makulabereich entwickelt sich eine meist scheibenförmige exsudativ-proliferierende Läsion. Daneben kommt es zu Gefäßneubildungen aus der Choroidea (subretinale Neovaskularisation). Die Erkrankung führt zu einer raschen Verschlechterung des zentralen Sehens (Zentralskotom). Das periphere Sehen bleibt erhalten.

Durch fluoreszenzangiographische Untersuchungen läßt sich die Diagnose schon im Frühstadium stellen, so daß die subretinale Neovaskularisation mittels Photokoagulation behandelt werden kann. Gelegentlich kann dadurch ein Sehverlust verhindert werden. Ist bereits ein Zentralskotom aufgetreten, ist die Störung in der Regel irreparabel. Man muß dem Patienten aber darauf hinweisen, daß es bei dieser Erkrankung nicht zu einer vollständigen Erblindung kommt, da das periphere Sehvermögen erhalten bleibt.

Durch starke optische Gläser und eine Reihe von speziellen Sehhilfen für das Fern- und Nahsehen kann manchen Patienten geholfen werden. Spezielle Sehhilfen sind Teleskopbrillen und Lupen.

Retinitis centralis serosa

Die Ursache dieser vorwiegend bei Männern zwischen dem zwanzigsten und fünfzigsten Lebensjahr auftretenden Erkrankung ist nicht bekannt. Sie tritt spontan auf und ist charakterisiert durch eine ödematöse Durchtränkung des Makulabereiches in der subretinalen Schicht infolge eines "Lecks" der Aderhautkapillaren.

Es kommt zu einer plötzlichen Störung des zentralen Sehens. Die Patienten klagen über verschwommenes Sehen oder eine Trübung oder Verdunkelung des Sehens. Auch das Farberkennungsvermögen nimmt ab. Vielfach tritt eine Mikropsie auf, d.h. Gegenstände erscheinen kleiner.

Ophthalmoskopisch findet sich im Bereich der Makula eine charakteristische rundliche Schwellung mit einem ringförmigen Randreflex. Mittels Fluoreszenzangiographie lassen sich Gefäßlecks im Netzhautpigmentepithel nachweisen.

Die Erkrankung kommt gewöhnlich von selbst zur Ruhe. Der Verlauf ist gutartig. In schweren Fällen oder wenn sich über Monate keine Besserung ergibt, ist die Photokoagulation angezeigt. Rezidive sind häufig. Eine schwerwiegende Sehstörung kann vor allem dann auftreten, wenn die Läsion direkt im Bereich der Fovea liegt und es zu einer subretinalen Neovaskularisation kommt.

Progressive maligne Myopie

Die Erkrankung tritt familiär gehäuft auf. Sie ist charakterisiert durch eine progressive Zunahme der Achsenlänge des Auges und durch eine chorioretinale Atrophie. Die Atrophie ist besonders am hinteren Augenpol stark ausgeprägt und kann zu einem Verlust des zentralen Sehens führen, gelegentlich als Folge einer Makulablutung.

Infolge der hochgradigen Refraktionsanomalie ist die direkte Ophthalmoskopie schwierig durchzuführen. Der Einblick ins Auge wird besser, wenn die Untersuchung durch die Brille oder Kontaktlinsen des Patienten erfolgt. Die Papille zeigt einen typischen zirkulären Konus durch Zurückweichen der atrophischen Aderhaut von der Sehnervenscheibe.

Der Verlust des zentralen Sehens verläuft proportional zum Ausmaß der Makulabeteiligung. Als Komplikation kann eine Netzhautablösung auftreten.

Es gibt keine Therapie, die das Fortschreiten der Erkrankung aufhalten kann. Eine Berufsberatung oder Umschulung bereits vor dem vollständigen Verlust des zentralen Sehens ist angezeigt. Eine eindeutige Prognose ist nicht möglich.

Retinitis pigmentosa

Die Retinitis pigmentosa ist eine relativ häufige, vererbte Erkrankung. Sie ist durch eine Störung des Dämmerungssehens und einen progressiven Verlust des peripheren Gesichtsfeldes gekennzeichnet. Der Erbgang kann dominant, rezessiv oder rezessiv-geschlechtsgebunden sein. Die Symptome setzen im 1. oder 2. Lebensjahrzehnt ein. Gewöhnlich kommt es bis zum 50. oder 60. Lebensjahr zu einer allmählichen Verschlechterung des Sehvermögens bis hin zur völligen Erblindung. Zum ophthalmoskopischen Bild gehören proliferierende retinale Pigmentflekken mit charakteristischem, spinnenähnlichen Aussehen, eine blasse, wachsgelbe Papille und dünne, kaum sichtbare Netzhautgefäße.

Zur Klärung des genetischen Risikos sind familiäre Untersuchungen sehr wichtig. Das Elektroretinogramm, d.h. die Ableitung von Aktionspotentialen des Auges, ergibt bereits vor dem Auftreten von ophthalmoskopisch nachweisbaren Veränderungen einen pathologischen Befund.

Die Retinitis pigmentosa kann mit verschiedenen systemischen Abnormalitäten gemeinsam auftreten.

ERKRANKUNGEN DES GLASKÖRPERS

Degenerative Veränderungen des Glaskörpers können im Alter und gelegentlich bei hochgradiger Myopie auftreten. Der Glaskörper kann sich verflüssigen und von der Netzhaut ablösen. Wie beim Netzhauteinriß kann es auch bei Glaskörperveränderungen zu Lichtreizererscheinungen und einem vermehrten Sehen von Mouches volantes kommen. Eine sorgfältige Untersuchung der Netzhaut ist daher notwendig. Gelegentlich vorkommende, meist harmlose Glaskörperveränderungen, sind weißliche Ablagerungen, und die Synchisis scintillans.

Die Glaskörperblutung ist eine relativ häufige Erblindungsursache. Zu einer Blutung kann es bei veränderten Blutgefäßen, besonders bei der diabetischen Retinopathie, anderen vaskulären Retinopathien, der Venenastthrombose und bei Netzhauteinrissen kommen. Im Verlauf von Monaten kann das Blut resorbiert werden. Meist geschieht dies jedoch nicht. Um das Blut aus dem Glaskörper zu entfernen muß eine Vitrektomie durchgeführt werden. Damit gelingt es oft das Sehvermögen des zunächst erblindeten Auges teilweise wieder herzustellen.

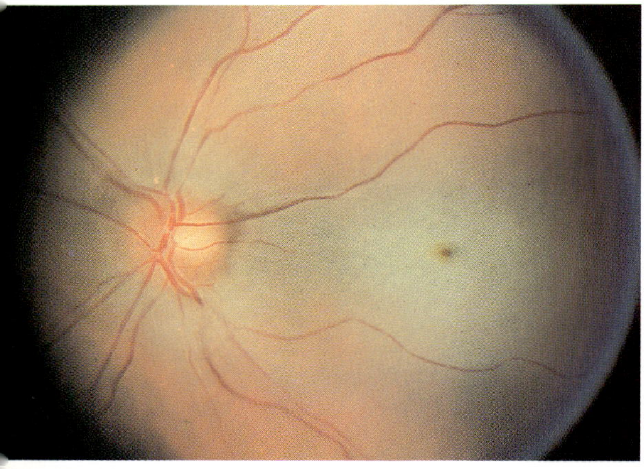

Abb. 5.1
Typischer Zentralarterienverschluß mit kirschrotem Fleck der Macula umgeben von einem weißlichen Netzhautödem. Die Netzhautgefäße sind eng. Das Auge ist erblindet.

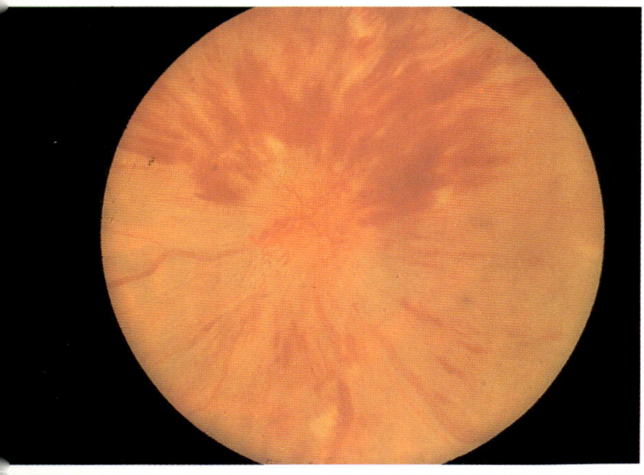

Abb. 5.2
Zentralvenenverschluß mit multiplen flammenförmigen Blutungen, Cottonwool-Herden und Papillenödem.

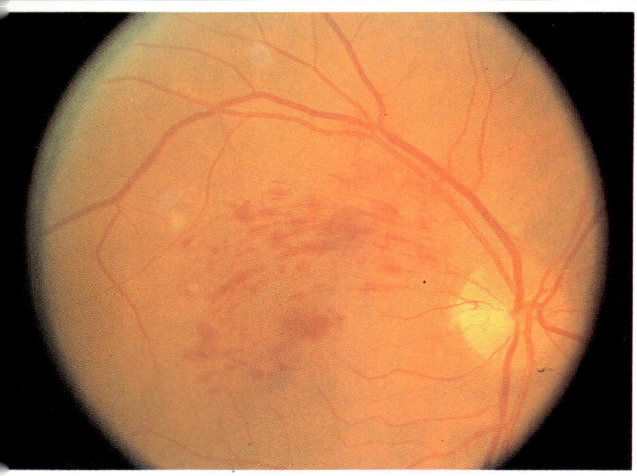

Abb. 5.3
Astverschluß der Vena temporalis superior mit flammenförmigen Netzhautblutungen.

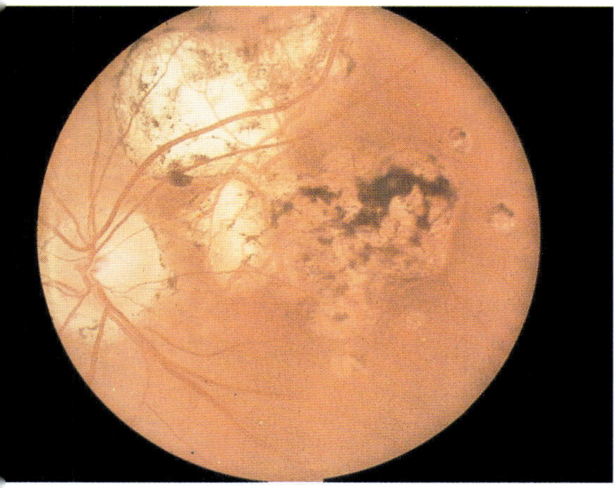

Abb. 5.4
Disseminierte, pigmentierte chorioretinale Narben nach einer unspezifischen Chorioretinitis.

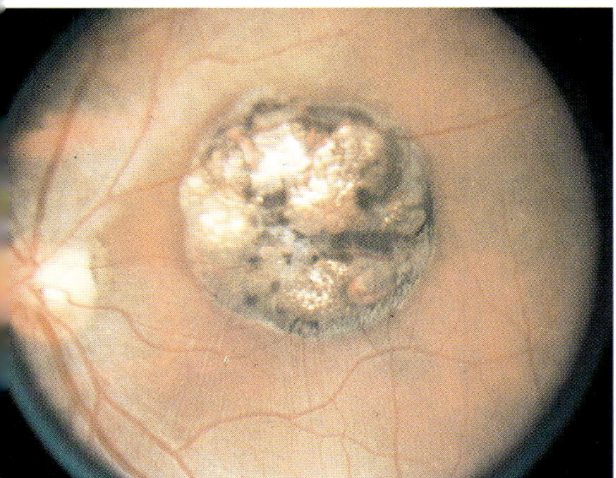

Abb. 5.5
Pigmentierte chorioretinale Narbe im Makulabereich, wahrscheinlich nach Toxoplasmose.

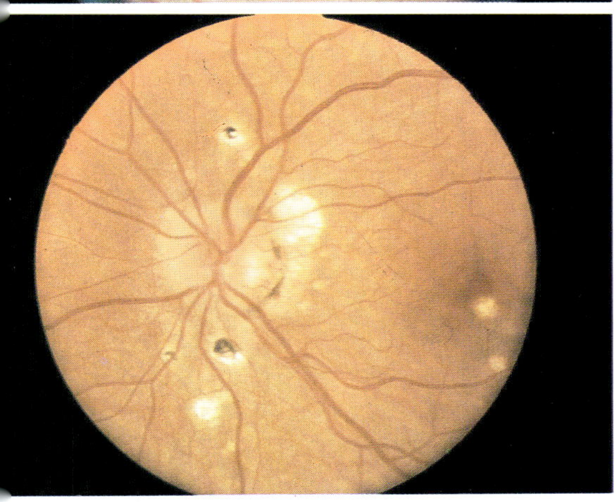

Abb. 5.6
Kleine, runde pigmentierte chorioretinale Narben, wahrscheinlich nach Histoplasmose.

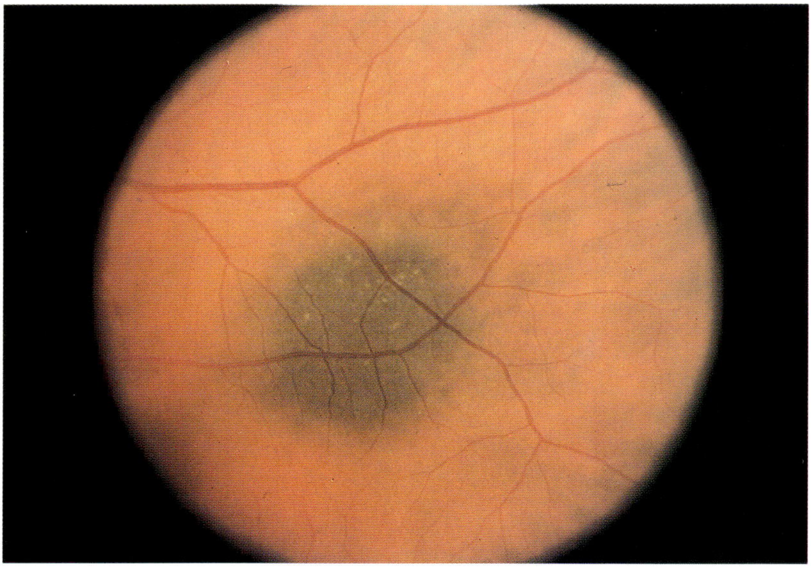

Abb. 5.7
Gutartiger Aderhautnaevus – pigmentiert, im Niveau der Netzhaut, nicht wachsend

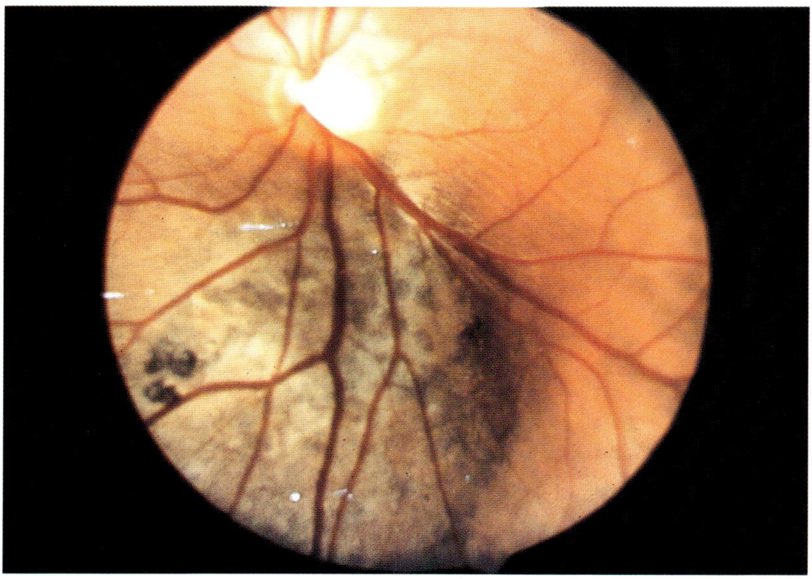

Abb. 5.8
Melanoblastom der Choroidea – pigmentiert, erhaben und wachsend.

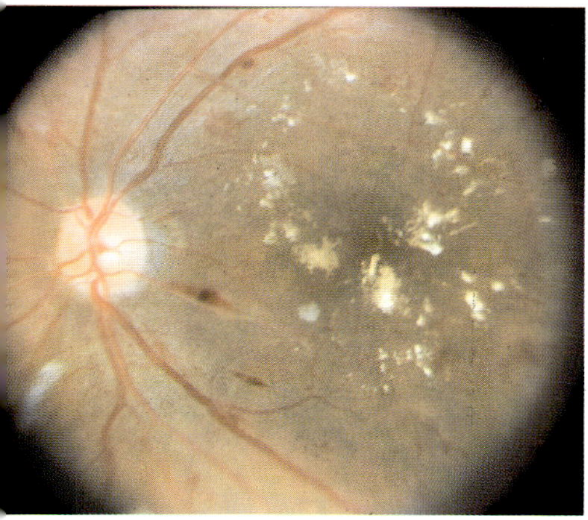

Abb. 5.9
Erkrankung der Makula bei diabetischer Retinopathie mit Exsudaten und Makulaödem.

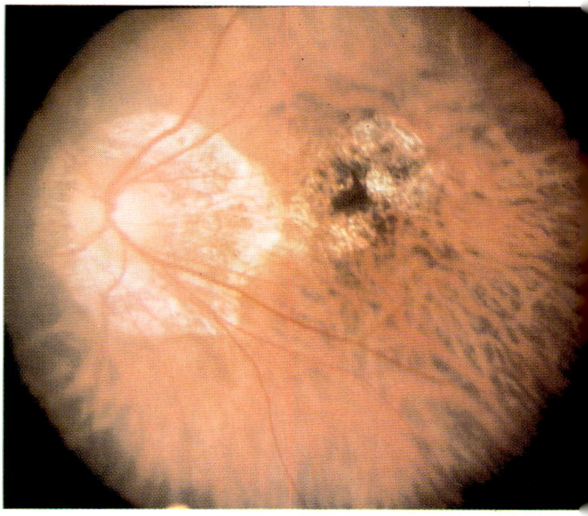

Abb. 5.10
Pimentierte makulare chorioretinale Atrophie bei progressiver maligner Myopie. Man achte auf den atrophischen Bereich um die Papille.

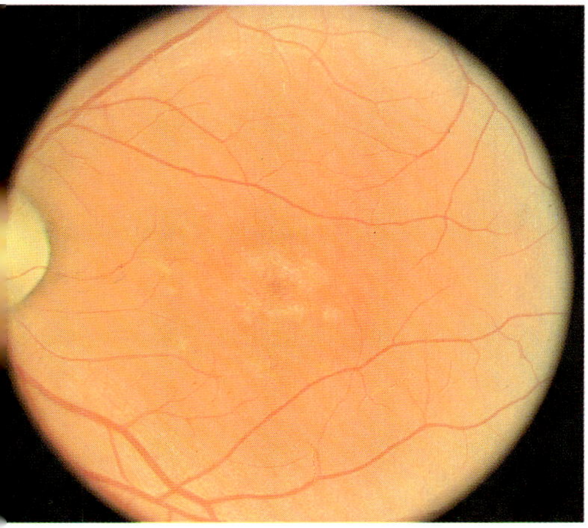

Abb. 5.11
Erbliche, juvenile Makuladegeneration.

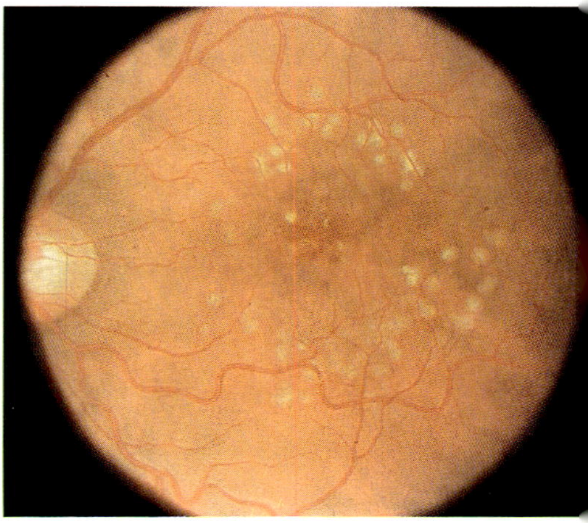

Abb. 5.12
Drusen (Kolloidkörper) im Makulabereich bei erhaltener Sehschärfe.

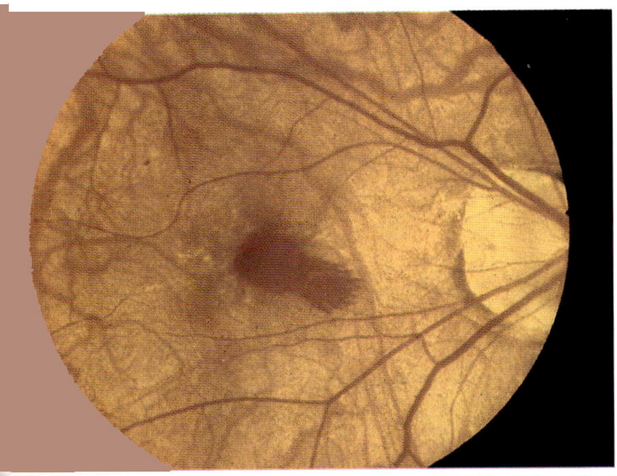

Abb. 5.13
Makulare Blutung bei progressiver, maligner Myopie (man achte auf die sichtbaren Choroideagefäße und den atrophischen Bereich um die Papille).

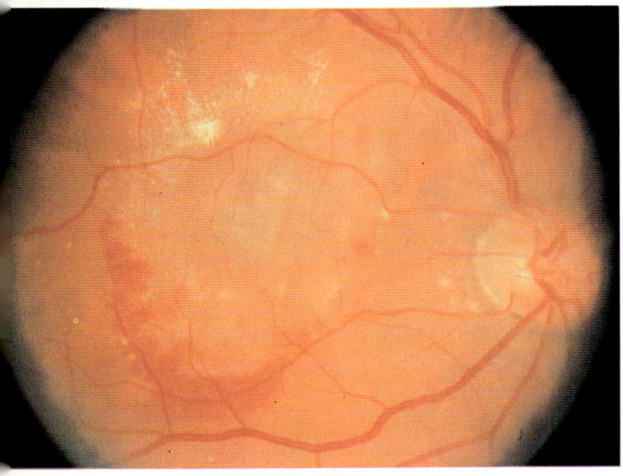

Abb. 5.14
Scheibenförmige senile Makuladegeneration mit subrentinaler Flüssigkeit, Exsudaten und Blutungen.

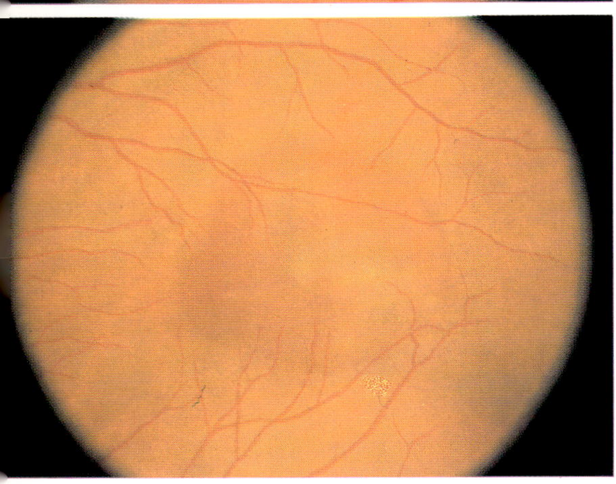

Abb. 5.15
Retinitis centralis serosa mit lokalisierter subretinaler Flüssigkeit im Makulabereich.

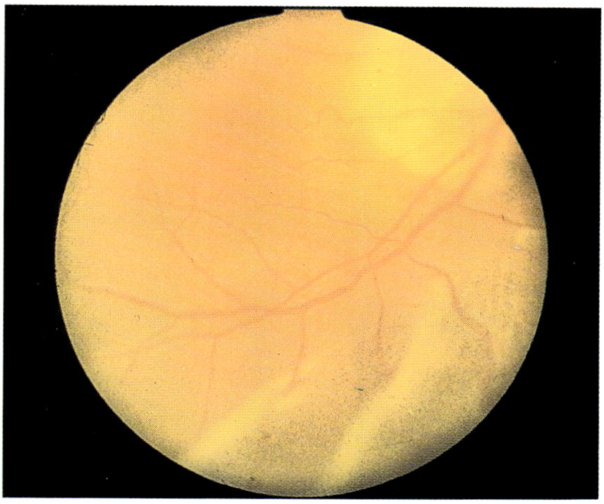

Abb. 5.16
Der Fundus erscheint grau mit Netzhautfalten, die durch die subretinale Flüssigkeitsansammlung mit Abheben der Netzhaut von der Choroidea und der retinalen Pigmentschicht bedingt sind.

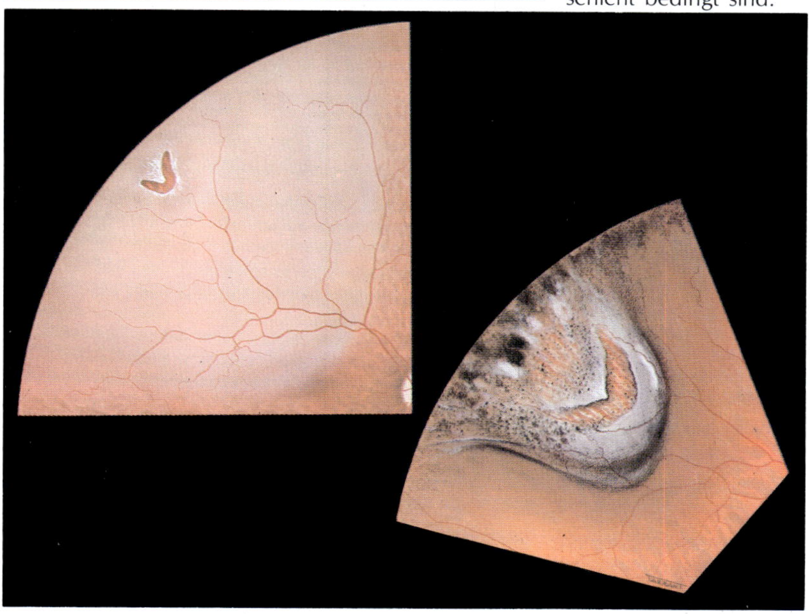

Abb. 5.17
Netzhautablösung infolge eines Netzhauteinrisses (oben). Verkleben des Risses nach Kryoapplikation und Einlage einer Silikonplombe (unten).

6

AUGENBETEILIGUNG BEI SYSTEMISCHEN ERKRANKUNGEN

EINLEITUNG

Bei verschiedenen systemischen Erkrankungen ist eine Augenbeteiligung möglich. Von besonderer Bedeutung ist die diabetische Retinopathie, eine häufige Erblindungsursache. Bei ausreichender Diabeteseinstellung und rechtzeitigem Einsatz der Laserphotokoagulation kann allerdings das Erblindungsrisiko erheblich vermindert werden.

Weitere innere Erkrankungen, die mit einer Augenbeteiligung einhergehen können, sind Bluthochdruck, Schilddrüsenerkrankungen und rheumatoide Erkrankungen. In einigen Entwicklungsländern sind außerdem Keratomalazie (Vitamin A-Mangel) und Onchozerkose (durch den Nematoden Onchocerca volvulus hervorgerufene Filarieninfektion) wichtige Erblindungsursachen.

DIABETES MELLITUS

Refraktionsveränderungen

Beim Diabetes mellitus können Refraktionsschwankungen auftreten. Die Veränderungen sind durch Schwankungen des Blutzuckerspiegels bedingt und treten besonders zu Beginn einer blutzuckersenkenden Behandlung auf. Man muß dem Patienten klar machen, daß die Sehstörungen wieder nachlassen, wenn sich der Blutzuckerspiegel stabilisiert hat, und daß es sich nicht um bleibende Veränderungen handelt.

Augenmuskellähmung

Gelegentlich tritt beim Diabetes mellitus eine reversible Schädigung des III. oder VI. Hirnnerven auf. Die Schädigung des III. Hirnnerven ist oft mit einseitigen Kopfschmerzen verbunden. Die Pupille reagiert normal. Meist klingt die Erkrankung innerhalb von drei Monaten wieder ab.

Veränderungen von Pupille und Iris

Die Pupillenreaktion auf Licht kann bei Diabetes mellitus verzögert sein. Auch kommt es vor, daß sich die Pupillen auf mydriatische Augentropfen nicht erweitern.

Bei schwerer proliferativer diabetischer Retinopathie kann sich durch Gefäßneubildungen in der Iris eine Rubeosis iridis entwickeln.

Katarakt

Beim Diabetiker scheint früher als bei anderen Menschen eine senile Katarakt aufzutreten. Auch scheinen Komplikationen bei der chirurgischen Behandlung häufiger zu sein. Die echte diabetische Katarakt ist dagegen selten. Sie kommt besonders bei jungen, schwer einstellbaren Diabetikern vor und entwickelt sich rasch zu einer dichten, schneeflockenartigen weißen Trübung.

Diabetische Retinopathie

Die wichtigste Augenmanifestation des Diabetes mellitus ist die diabetische Retinopathie. Sie ist die häufigste Erblindungsursache und gewinnt auch in den Entwicklungsländern zunehmend an Bedeutung.

Die Entstehung der diabetischen Retinopathie ist von der Dauer des Diabetes mellitus abhängig. Entscheidend für die zunehmende Häufigkeit der Erkrankung ist die Tatsache, daß diabetische Patienten unter der besseren medizinischen Behandlung heute länger leben. In einigen Ländern kommt es bei einem Drittel aller diabetischen Patienten zu einer Retinopathie.

Einteilung der diabetischen Retinopathie

1) Retinopathia diabetica simplex
2) Retinopathia diabetica proliferans

1. RETINOPATHIA DIABETICA SIMPLEX

Die Erkrankung beginnt am hinteren Pol des großen Gefäßbogens. Es treten Mikroaneurysmen, kleinfleckige Blutungen und harte Exsudate auf. Die Unterscheidung zwischen Mikroaneurysmen und Punktblutungen gelingt mittels der Fluoreszenzangiographie. Unter "harten Exsudaten" versteht man verstreut liegende, kleine gelbliche Ablagerungen, die an Größe zunehmen und konfluieren können. Zum Bild der Retinopathia diabetica simplex gehören auch obstruktive Gefäßveränderungen mit geschlängelten, dilatierten und segmentierten Venen sowie Fleckblutungen und weiche Exsudate.

Makulabeteiligung

In den meisten Fällen entsteht eine diabetische Retinopathie langsam, d.h. im Verlauf von Jahren. Bei der Mehrzahl der Betroffenen bleibt das zentrale Sehen unberührt. Nur bei Beteiligung der Makula wird das zentrale Sehen schlechter. Man spricht dann auch von einer diabetischen Makulopathie. Je nach Ausmaß der Blutungen und Exsudate, dem Grad des Netzhautödems und des Übergreifens der ischämischen Bezirke auf die Makula kann in schweren Fällen die Sehleistung bis auf weniger als 5/50 abfallen.

2. RETINOPATHIA DIABETICA PROLIFERANS

Bei ca. 10% der Patienten mit diabetischer Retinopathie bilden sich an der Netzhautoberfläche und im Papillenbereich neue Gefäße aus. Wie fluoreszenzangiographische Untersuchungen des Augenhintergrundes zeigten, geht eine Verminderung der Kapillardurchblutung voraus. Die Ischämie führt zu einer Neovaskularisation. Aus den proliferierenden Gefäßen kann es leicht zu Blutungen in den Glaskörper kommen, die narbige Veränderungen zur Folge haben und damit unter Umständen zu einer Traktionsamotio führen können.

Prognose

Die Prognose bezüglich des Sehvermögens hängt vom Typ und Schweregrad der Retinopathie ab. Bei geringgradiger, auf den Augenhintergrund beschränkt bleibender diabetischer Retinopathie bleibt die Sehleistung in den meisten Fällen erhalten. Bei der proliferativen diabetischen Retinopathie ist die Prognose schlechter. Der Nachweis einer diabetischen Retinopathie, insbesondere der proliferativen Form, läßt auf den allgemeinen Stand der diabetischen Erkrankung des Patienten schließen. Ist es bereits zu nachweisbaren Augenveränderungen gekommen, so sind renale und vaskuläre Komplikationen kaum noch aufzuhalten.

Behandlung

Durch sorgfältige Diabeteseinstellung und Photokoagulation im Frühstadium der Netzhautveränderungen läßt sich die Zahl der retinopathiebedingten Erblindungsfälle um mehr als die Hälfte verringern.

Da im Frühstadium die Veränderungen am Augenhintergrund leicht übersehen werden können, sollte bei allen Diabeteskranken der Augenhintergrund bei *maximal dilatierter Pupille* untersucht werden.

Fehlen Augenhintergrundsveränderungen, so ist eine exakte Diabeteseinstellung und -überwachung sowie eine regelmäßige Diätberatung des Patienten angezeigt, damit die Entstehung einer Retinopathie und anderer Komplikationen verzögert oder verhindert wird. Wenigstens einmal jährlich sollte der Augenhintergrund untersucht werden. Bei Diabetikern mit Retinopathie empfiehlt es sich, den Diätplan, die Diabeteseinstellung und die Lebensgewohnheiten des Patienten zu überprüfen. Die Retinopathie gilt als Warnzeichen dafür, daß die Diabeteseinstellung über einen längeren Zeitraum unzureichend war. Zur gründlichen Untersuchung des Augenhintergrundes gehört in diesem Fall auch die Dokumentation der Befunde mit Hilfe der Fundus-Farbfotografie und Fluoreszenzangiographie.

Laserkoagulation

Ein Laserkoagulator (Argon- oder Xenonlaser) liefert einen extrem gebündelten Lichtstrahl, der auf die retinale Pigmentschicht fokussiert wird. Durch lokale Hitzeentwicklung kommt es dort zu einer kleinen Verbrennung, die mit Narbenbildung abheilt. Gefäßneubildungen können so zerstört werden.

Die Laserkoagulation hat sich bei der Behandlung der diabetischen Retinopathie als überaus nützlich erwiesen. Sie sollte aber bereits vor dem Auftreten einer Sehverschlechterung eingesetzt werden. Die Laserkoagulation ist besonders dann angezeigt, wenn Makulabeteiligung oder obstruktive Gefäßveränderungen mit ischämischen Bezirken vorliegen. Bei Gefäßneubildungen in der Netzhaut oder im Papillenbereich kann die Laserkoagulation Glaskörperblutungen und damit die Netzhautablösung durch Narbenzug weitgehend verhindern.

BLUTHOCHDRUCK UND ARTERIOSKLEROSE

Bei Bluthochdruck kommt es zunächst zu einer Veränderung der Netzhautarteriolen. Bei jungen Patienten reagieren die Netzhautarterien auf einen mäßig erhöhten Blutdruck mit einer Verengung. Die ophthalmoskopischen Zeichen sind eine generelle oder abschnittsweise Konstriktion der Arteriolen.

Beim Patienten mittleren Alters reagieren die Netzhautarterien auf den erhöhten Blutdruck mit einer Wandverdickung (Arteriosklerose). Die Gefäße können sich dann nicht mehr verengen. Infolge der Wandverdickung scheint der normale Lichtreflex auf den Gefäßen verbreitert. Mit dem Fortschreiten der Wandverdickung werden die Gefäße kupferdrahtartig glänzend und erreichen schließlich ein weißes, silberdrahtähnliches Aussehen. An den arteriovenösen Kreuzungsstellen erscheinen die Venen durch die Arterien verdrängt und komprimiert (Gunnsche Kreuzungszeichen). Bei Patienten mittleren Alters mit chronischem Bluthochdruck sind diese Veränderungen die Regel. Im Rahmen der Veränderungen kann es zum Verschluß von Venenästen kommen.

Bei schwerem Bluthochdruck wird die Wand der Arteriolen nekrotisch zerstört. Man sieht flammenförmige Blutungen und als Zeichen von Mikroinfarkten im Netzhautbereich weiche Exsudate (Cottonwool-Herde). Die Netzhaut ist gelegentlich ödematös verändert. Entwickelt sich eine maligne Hypertonie, bildet sich schließlich ein peripapilläres ischämisches Ödem aus. Im Vollbild der Netzhautveränderungen findet man auf dem Boden des chronischen Netzhautödems strahlenförmig um die Makula angeordnete harte Exsudate (makulare Sternfigur). Die Sehleistung bleibt normalerweise erhalten, es sei denn, es liegt eine makulare Beteiligung vor.

Hochdruckbedingte Netzhautveränderungen

Es gibt mehrere Klassifikationen zur Stadieneinteilung hochdruckbedingter Fundusveränderungen. Am gebräuchlichsten ist die Klassifikation nach Keith-Wagner in die Stadien I bis IV. Bei Stadium I und II sind die Veränderungen auf die Netzhautgefäße beschränkt. Bei Stadium III finden sich außerdem Netzhautblutungen und weiche Exsudate. Das Stadium IV ist zusätzlich durch ein Papillenödem gekennzeichnet.

Stadium I

Beim jungen Patienten mit leichter Hypertonie sind die Netzhautarteriolen geringfügig verengt und zeigen Kaliberschwankungen. Bei älteren Hochdruckpatienten sind die Arteriolen nicht verengt, sondern prall gefüllt und zeigen einen verbreiterten Lichtreflex infolge der sklerotisch verdickten Gefäßwand.

Stadium II

Die Veränderungen sind ähnlich denen des Stadiums I, nur stärker ausgeprägt. An den arteriovenösen Kreuzungsstellen scheinen die Venen verengt (Gunnsche Kreuzungszeichen).

Stadium III

Dieses Stadium ist durch oberflächliche, streifige Blutungen und weiche Exsudate (Cottonwoolherde) gekennzeichnet. Die gesamte Netzhaut kann ödematös verändert sein. Vereinzelt lassen sich einige kleine harte Exsudate finden.

Stadium IV

Als bedrohliches Zeichen der malignen Hypertonie findet man in diesem Stadium ein Papillenödem. Bei ausgeprägtem, länger bestehendem Netzhautödem bilden sich harte, von der Makula sternförmig ausstrahlende Exsudate aus (makulare Sternfigur).

Bedeutung

Die Stadieneinteilung ist deshalb von besonderer Bedeutung, weil die Fundusveränderungen direkt den Schweregrad des Bluthochdrucks widerspiegeln und somit etwas über den Zustand der Arterien im gesamten Körper aussagen. Außerdem läßt sich der Therapieerfolg gut anhand der Fundusveränderungen ablesen. Rückläufige Fundusveränderungen sind Zeichen einer guten Blutdruckeinstellung.

Veränderungen der Netzhautgefäße bei Präeklampsie

Bei der Präeklampsie und der Schwangerschaftstoxikose sind die Netzhautarterien deutlich verengt. Eine sklerotische Veränderung liegt bei den jungen Patientinnen nicht vor. Es können alle Hochdruckzeichen des jüngeren Patienten auftreten. Recht häufig geht die Erkrankung mit beidseitiger exsudativer Netzhautablösung einher.

Andere vaskuläre Retinopathien

Bei schwerer Anämie lassen sich oft flammenförmige Blutungen und Exsudate nachweisen. Die Retinopathie zeigt keine einheitlichen Merkmale. Sie tritt häufig dann auf, wenn die Anämie mit einem Thrombozytenmangel, wie bei der perniziösen Anämie oder Leukämie, verbunden ist.

Eine Retinopathie kann auch durch Zunahme der Blutviskosität verursacht werden, z.B. bei Erkrankungen wie Makroglobulinämie oder Polyglobulie. Es kommt zu venöser Stase, Netzhautblutungen, weichen Exsudaten und ödematösen Veränderungen. Die Fundusveränderungen sind denen bei Zentralvenenverschluß sehr ähnlich.

Die Sichelzellanämie ist eine hereditäre Erkrankung (HbS-Erkrankung), die fast ausschließlich bei Schwarzen vorkommt. Durch Sichelzellthromben können kleine Gefäße in der Netzhautperipherie verlegt werden, wodurch sich ischämische Bezirke ausbilden. Die Ischämie hat eine fibrovaskuläre Proliferation zur Folge. Chorioretinale Narben sind bei dieser Erkrankung häufig. Glaskörperblutung und traktionsbedingte Netzhautablösung können zum Sehverlust führen, wenn dies nicht durch rechtzeitige Photokoagulation verhindert wird.

Die Periphlebitis retinae ist durch rezidivierende Glaskörperblutungen und Abnormitäten der peripheren Netzhautvenen gekennzeichnet. Die Erkrankung kommt besonders bei jungen Männern vor, die ansonsten völlig gesund scheinen. Die Erkrankungsursache ist nicht bekannt. Früher dachte man an eine Sensibilisierungsreaktion bei Tuberkulose. Durch Laserkoagulation und Kryotherapie der abnormen Netzhautgefäße lassen sich rezidivierende Glaskörperblutungen vermeiden. Eine Erblindung infolge von Glaskörperblutungen kann gelegentlich durch eine Vitrektomie rückgängig gemacht werden.

SCHILDDRÜSENERKRANKUNGEN

Die Hyperthyreose geht häufig mit Lidretraktion und Zurückbleiben der Lider beim Blick nach unten einher. Gelegentlich entwickelt sich ein Exophthalmus. Die Lidveränderungen können ein- oder beidseitig auftreten. Bei beidseitiger Lidretraktion haben die Erkrankten das typische "Hyperthyreose-Aussehen".

Endokriner Exophthalmus

Der endokrine Exophthalmus ist durch Orbitaödem und Lymphozyteninfiltration bedingt. Die Erkrankung kann bei hyperthyreoter, aber auch bei euthyreoter Stoffwechsellage oder im Anschluß an eine Hyperthyreosebehandlung auftreten. Das klinische Bild ist durch eine Protrusio bulbi mit Lid- und Konjunktivalödem gekennzeichnet. Die Beweglichkeit der Augen, insbesondere die Elevation, kann stark eingeschränkt sein, d.h., die Betroffenen können nicht nach oben schauen. Der endokrine Exophthalmus tritt gewöhnlich beidseitig auf, allerdings ist bei einem einseitigen Exopthalmus eine endokrine Ursache nicht ausgeschlossen. Es ist manchmal schwierig einen endokrinen Exophthalmus von einem retrobulbären raumfordernden Prozess zu unterscheiden.

Komplikationen

Bei ausgeprägtem endokrinem Exophthalmus kann der Lidschluß im Sinne eines Lagophthalmus erschwert sein. Daraus kann sich durch Austrocknen der Hornhaut und Sekundärinfektion eine Keratitis e lagophthalmo entwickeln. Durch die Zunahme das intraorbitalen Drucks beim endokrinen Exophthalmus ist der Nervus opticus gefährdet.

Behandlung

Das Behandlungsziel ist zunächst die Normalisierung der Schilddrüsenstoffwechsellage. Bei progressivem Exophthalmus läßt sich durch hochdosierte Kortikosteroidgabe eine Besserung erreichen. Zum Schutz der Kornea und zum Senken des intraorbitalen Drucks können chirurgische Maßnahmen notwendig werden. Bleibt nach der eigentlichen Behandlung eine Diplopie bestehen, so kann ebenfalls chirurgisch behandelt werden.

INFEKTIONEN UND MANGELERNÄHRUNG

In den Entwicklungsländern sind infektions- und ernährungsbedingte Erkrankungen wie die Onchozerkose und Keratomalazie häufige Erblindungsursachen. Die Ausrottung dieser Erkrankungen ist in erster Linie ein Problem der Lebensbedingungen, der Ernährung und Gesundheitserziehung der Landbevölkerung durch Ärzte und medizinisches Hilfspersonal. In der Volksrepublik China haben die sogenannten "Barfußärzte" erheblich dazu beigetragen, das Risiko der Erblindung durch Mangelernährung und Infektionen zu vermindern.

Keratomalazie (Vitamin A-Mangel)

Die Keratomalazie ist eine akute Erkrankung der Hornhaut als Folge eines Vitamin A-Mangels. Die Erkrankung tritt oft im Gefolge von gastrointestinalen Störungen auf. Anfänglich besteht eine Xerose (Trockenheit der Konjunktiven). Im weiteren Verlauf können Einschmelzungsvorgänge eine Perforation der Kornea nach sich ziehen. Nach Schätzungen der International Agency for the Prevention of Blindness erblinden jährlich etwa eine Viertelmillion Kinder durch diese Erkrankung.

Onchozerkose (Knotenfilariose)

Diese durch Mikrofilarien bedingte Erkrankung spielt besonders in Teilen Westafrikas eine Rolle. Die Erkrankung wird durch die dort heimischen Mücken der Gattung Simulium (Jinja-flies) übertragen. Zum Augenbefall gehören Iritis, Sekundärglaukom, Katarakt, Glaskörper-und Netzhautschäden. Häufig kommt es zur Erblindung. Die Behandlung ist schwierig. Das Hauptanliegen besteht somit in der Bekämpfung der Überträger.

Lepra

Bei etwa einem Drittel aller Leprakranken kommt es zu einer Augenbeteiligung. In den meisten Fällen sind die Augensymptome nicht sehr schwerwiegend. Ist der N. facialis betroffen, tritt eine Lähmung des M. orbicularis oculi mit Ektropium (Auswärtskehrung des Lides) und Lagophthalmus (Unfähigkeit zum Lidschluß) auf, wodurch leicht eine Keratitis (e lagophthalmo) entstehen kann. Sehr oft beobachtet man eine Madarosis (Wimpernverlust und Verlust der Augenbrauen). Eine ungewöhnliche und seltene Komplikation ist die anteriore Uveitis.

Syphilis (Lues)

Eine Augenbeteiligung ist in allen Stadien der Erkrankung möglich. Gelegentlich findet sich ein Primär-Affekt im Bereich der Augenlider oder der Konjunktiven. Im Stadium II kann eine syphilitische Uveitis auftreten. Eine Komplikation der tertiären Syphilis ist die Sehnervenatrophie. Beidseitige interstitielle Keratitis und Chorioretinitisnarben können Folgen einer kongenitalen Syphilis sein.

Tuberkulose

Eine ganze Reihe entzündlicher Augenerkrankungen wie Skleritis und Uveitis können durch eine fokale Tuberkulose bedingt sein. Die Tuberkulose ist jedoch keine Hauptursache dieser Erkrankungen.

ANDERE ERKRANKUNGEN

Rheumatoide Arthritis

Bei der rheumatoiden Arthritis können die Augen in verschiedener Weise betroffen sein. So kann es als Folge ständiger Trockenheit der Augen zu hartnäckiger Rötung und ödematöser Schwellung im Sinne einer Episkleritis kommen. Die Skleritis kann umschrieben, knötchenförmig oder diffus ausgebreitet sein. In schweren Fällen findet sich eine Nekrose der Sklera, die man als Skleromalazie bezeichnet. Auch indirekte Augenkomplikationen sind bekannt, z. B. als Folge der Langzeitbehandlug mit Chloroquin oder Kortikosteroiden. Chloroquin kann eine Makulopathie und Hornhautablagerungen verursachen. Bei systemischer Langzeitbehandlung mit Kortikosteroiden kann sich eine Katarakt (Kortisonstar) entwickeln. Insgesamt sind Augenerscheinungen bei Rheumapatienten recht häufig.

Erkrankungen der Haut und Schleimhäute

Die Rosacea kann eine chronische Konjunktivitis oder Blepharitis und, was noch wichtiger ist, eine schwere oberflächliche Keratitis mit Vaskularisation der Hornhaut zur Folge haben. Letztere tritt gewöhnlich beidseitig auf und ist durch eine zungenartige Trübung der Hornhaut gekennzeichnet. Ist die Pupillenregion betroffen, wird das Sehen erheblich beeinträchtigt. Die Rosacea ist in manchen Bevölkerungsgruppen Europas recht häufig. Die Behandlung erfolgt mit kortikosteroidhaltigen Augentropfen.

Das Stevens-Johnson-Syndrom (Erythema exsudativum multiforme) ist eine akute Entzündung der Haut und Schleimhäute. Es kann durch Medikamente ausgelöst werden. Die Augenveränderungen gleichen denen bei einer schweren Konjunktivitis. Folgen sind Austrocknung der Augen und Hornhauttrübung. Die Behandlung erfolgt mit künstlicher Tränenflüssigkeit, Kontaktlinsen und plastisch-chirurgischen Maßnahmen.

Erkrankungen des Hals-Nasen-Ohren-Bereiches

Infektionen der Nasennebenhöhlen können eine Orbitalphlegmone nach sich ziehen. Eine Orbitainfiltration bei Mukozele einer Nasennebenhöhle oder nasopharyngealem Karzinom kann eine einseitige Protrusio bulbi zur Folge haben.

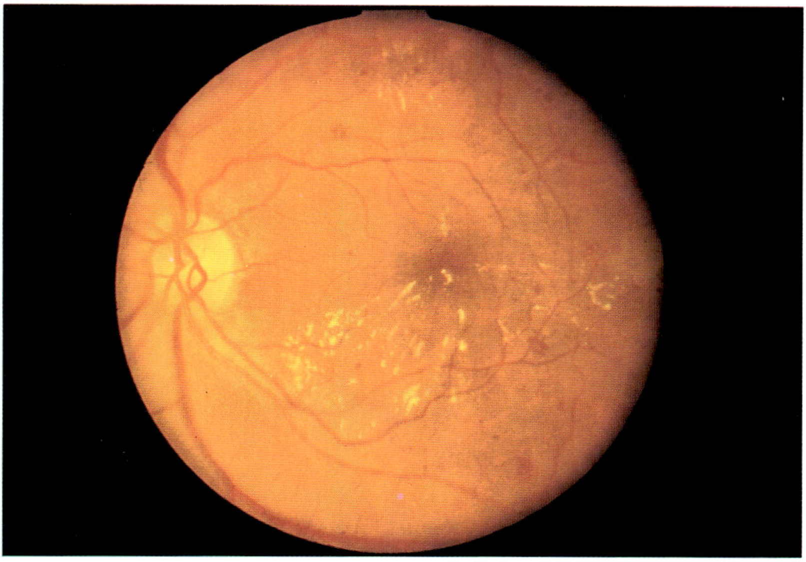

Abb. 6.1
Diabetische Retinopathie mit spritzerförmigen Exsudaten und Blutungen besonders zwischen den superioren und inferioren temporalen Gefäßen. Normales Sehvermögen (5/5).

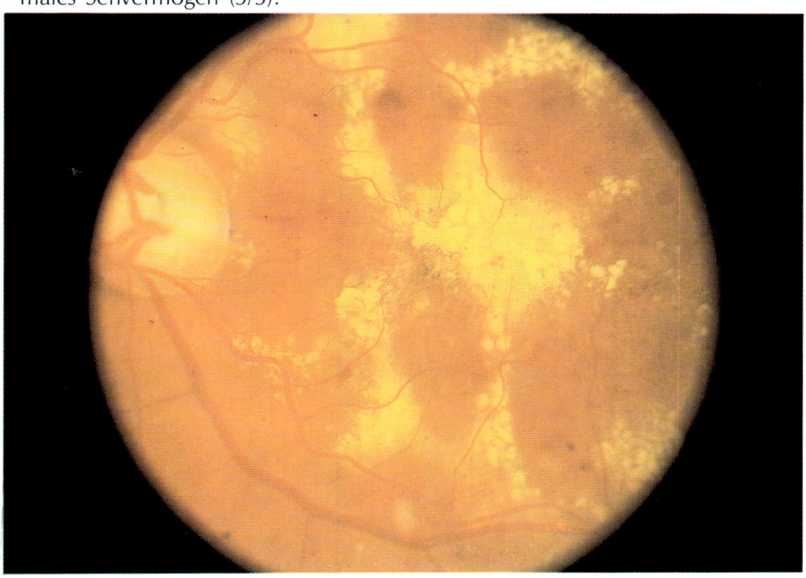

Abb. 6.2
Diabetische Retinopathie mit schwerer Makulopathie. Harte Exsudate im Makulabereich. Sehleistung 5/50.

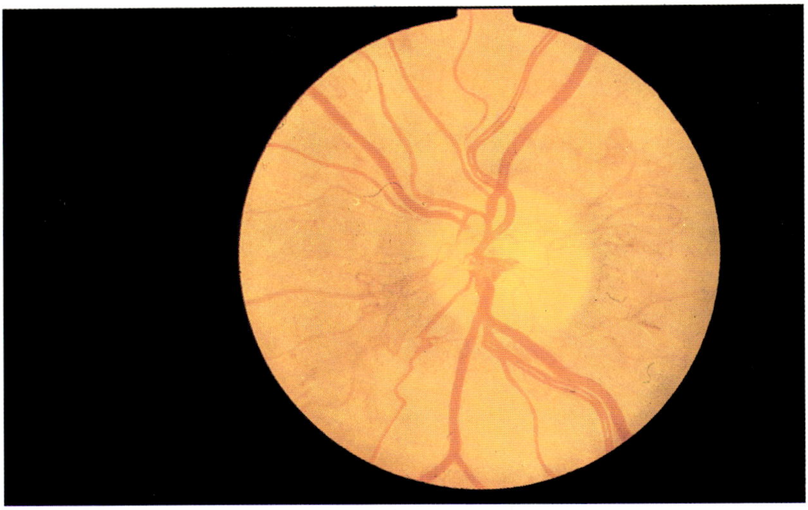

Abb. 6.3
Proliferative diabetische Retinopathie mit Gefäßneubildungen im Papillenbereich. Sehleistung 5/5.

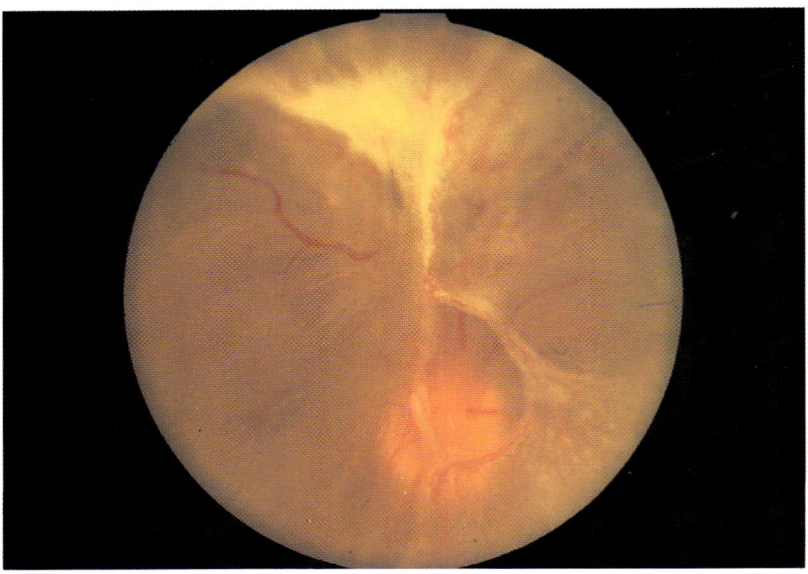

Abb. 6.4
Fortgeschrittene diabetische Retinopathie mit traktionsbedingter Ablösung der Netzhaut; Sehleistung: Handbewegungen.

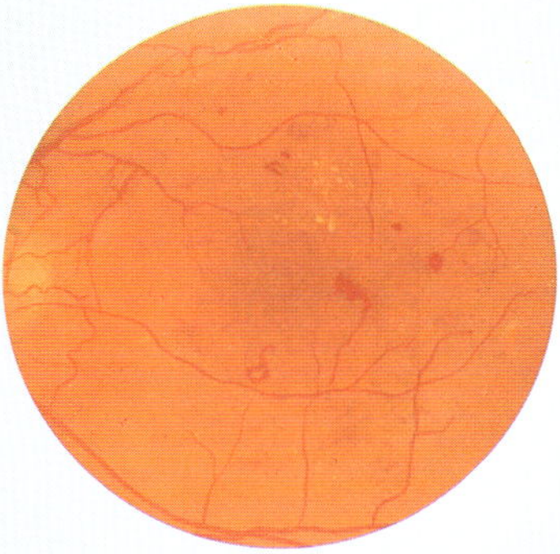

Abb. 6.5
Der Schweregrad der Netzhautveränderungen läßt sich mit der Ophthalmoskopie nicht immer eindeutig erfassen.

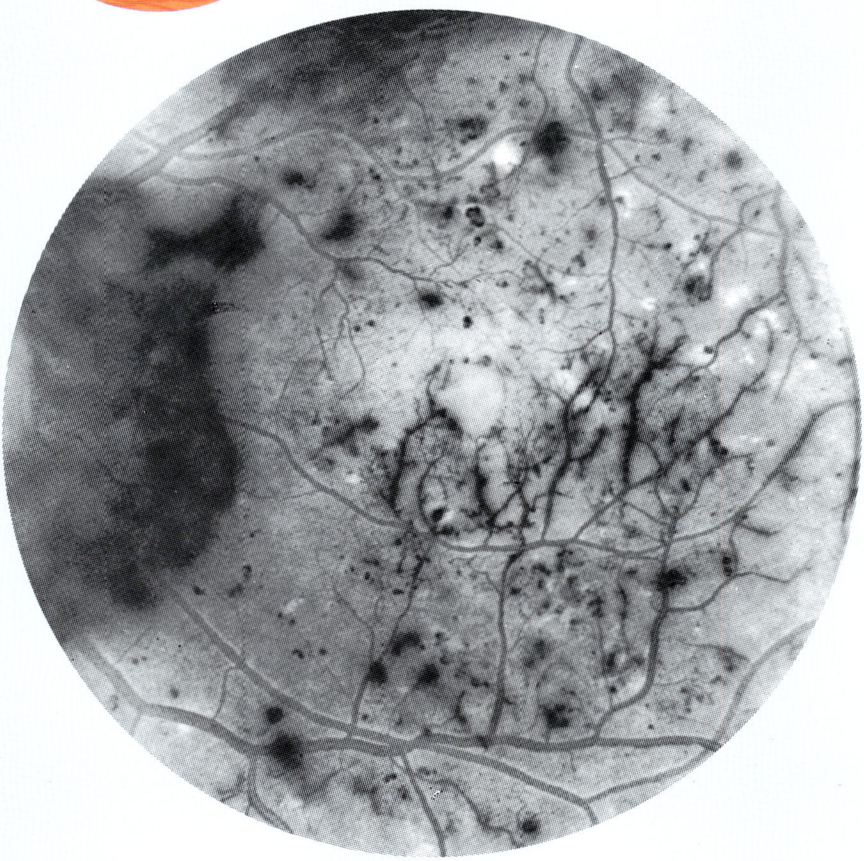

Abb. 6.6
Die Fundusfluoreszenzangiographie zeigt ausgedehnte Farbstofflecks, abnorme Kapillarbildungen und Kapillarausfälle (gleiches Auge wie in Abb. 6.5). Das unterstreicht die Bedeutung der Angiographie bei der Netzhautbeurteilung.

Laserkoagulation

Bei guter Diabeteseinstellung und rechtzeitigem Einsatz der Laserkoagulation läßt sich die Erblindungsrate als Folge der diabetischen Retinopathie um mehr als 50% senken.

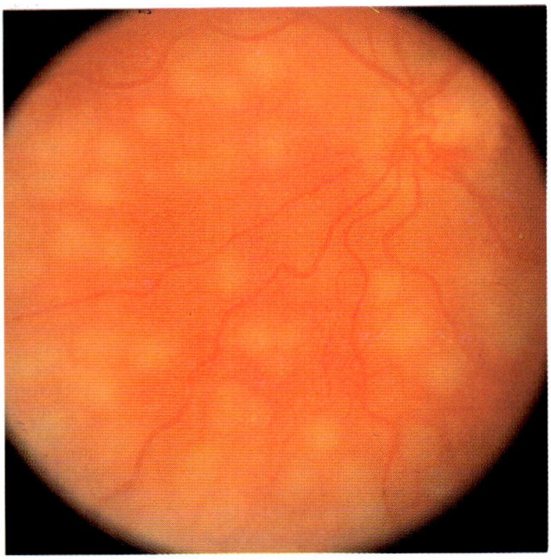

Abb. 6.7
Laserkoagulationseffekte, die zur Behandlung einer proliferativen diabetischen Retinopathie gesetzt wurden.

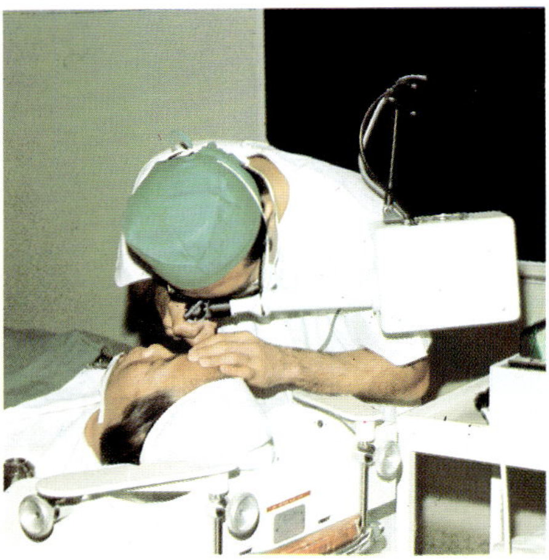

Abb. 6.8
Xenon-Laser-Gerät

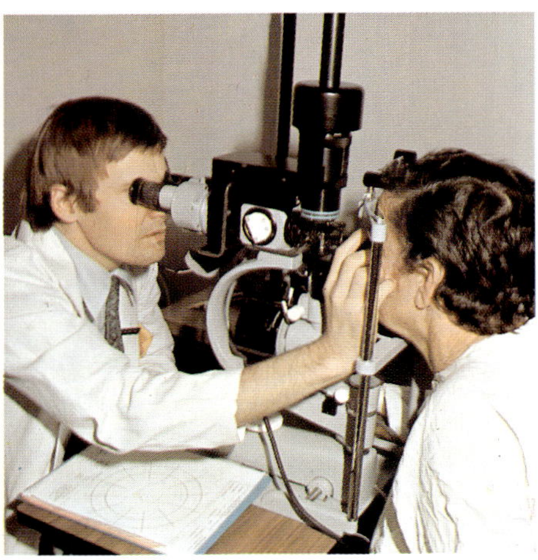

Abb. 6.9
Argon-Laser-Gerät

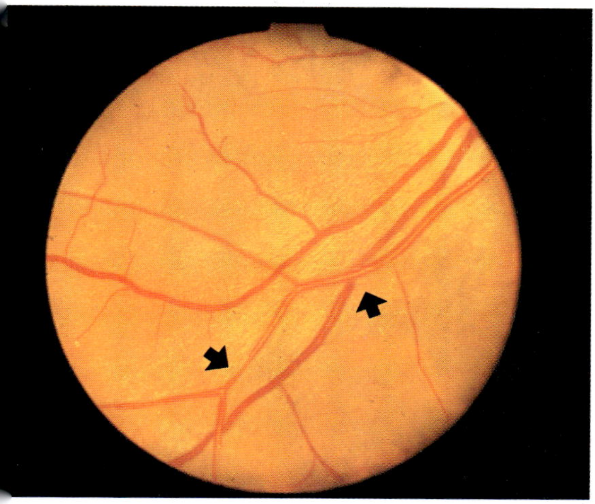

Abb. 6.10
Hochdruckbedingte Netzhautveränderungen mit vereinzelten Engstellen der Arterien und arteriovenösen Kreuzungszeichen (Stadium II).

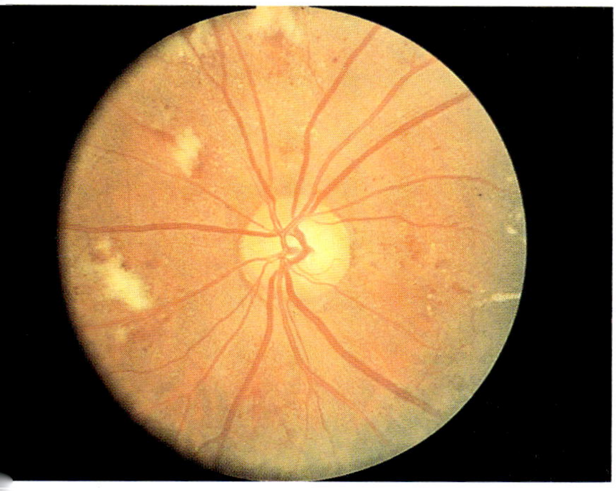

Abb. 6.11
Hockdruckbedingte Netzhautveränderungen mit weichen Exsudaten, Ödem und Blutungen (Stadium III).

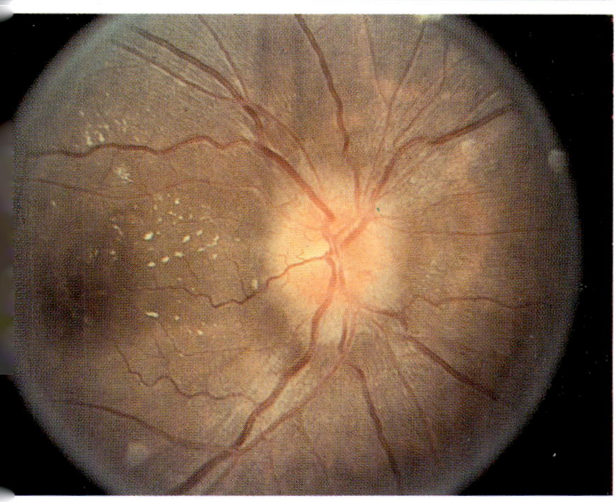

Abb. 6.12
Hockdruckbedingte Netzhautveränderungen mit Papillenödem (maligne Hypertonie) (Stadium IV).

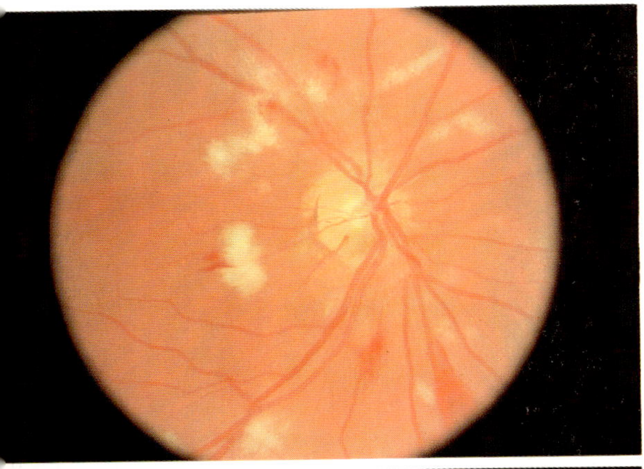

Abb. 6.13
Unspezifische Netzhautblutungen mit weichen Exsudaten bei schwerer Anämie.

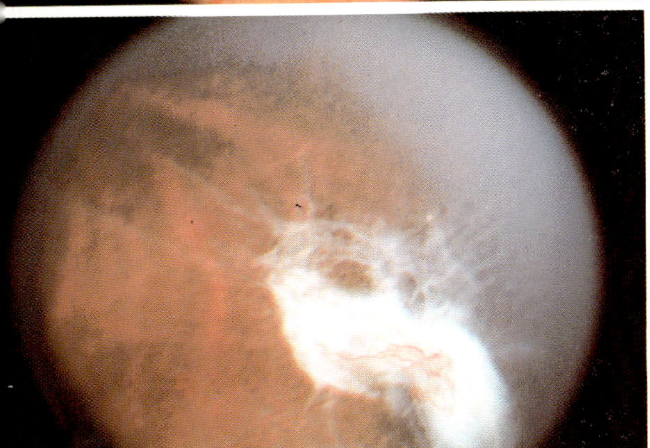

Abb. 6.14
Bindegewebsproliferationen in der Netzhautperipherie wie sie bei sichelzellanämiebedingter Retinopathie auftreten können.

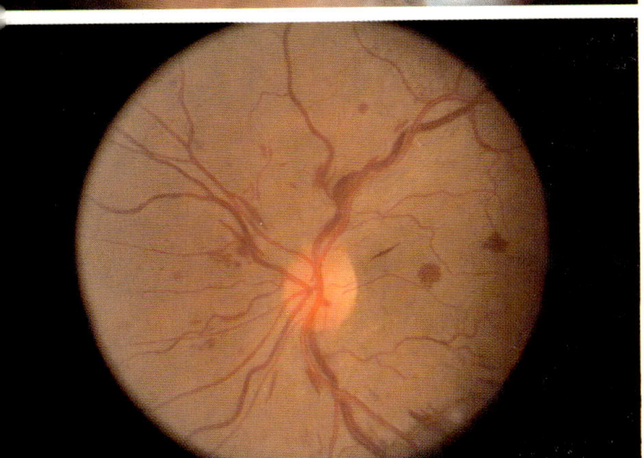

Abb. 6.15
Thrombosierte und geschlängelte Netzhautvenen findet man bei Hyperviskositätsbedingter Retinopathie. Das Erscheinungsbild ähnelt dem bei Zentralvenenthrombose.

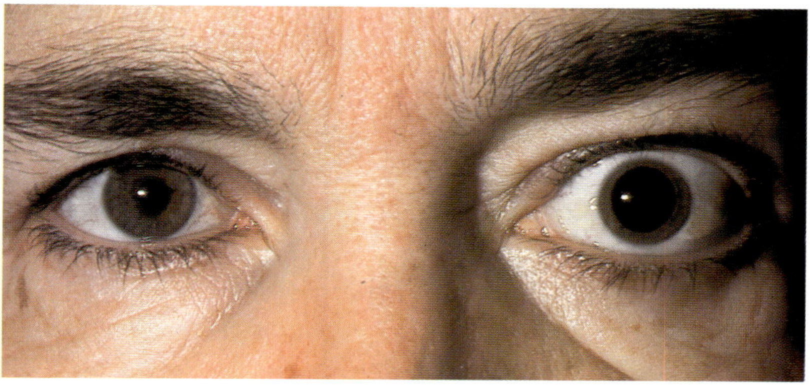

Abb. 6.16
Einseitiger Exophthalmus links mit Lidretraktion.

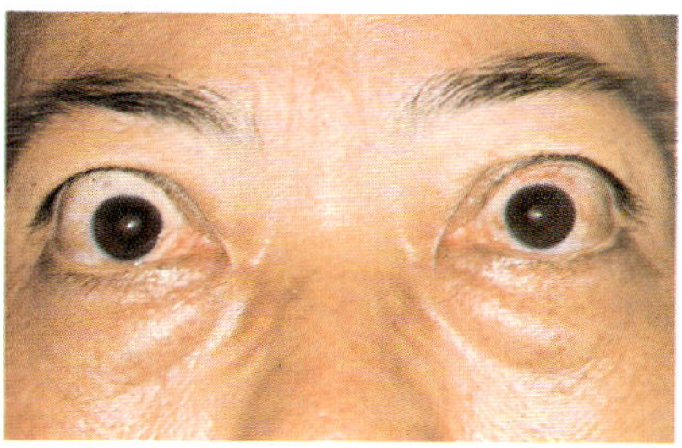

Abb. 6.17
Beidseitiger Exophthalmus mit ausgeprägter Lidretraktion.

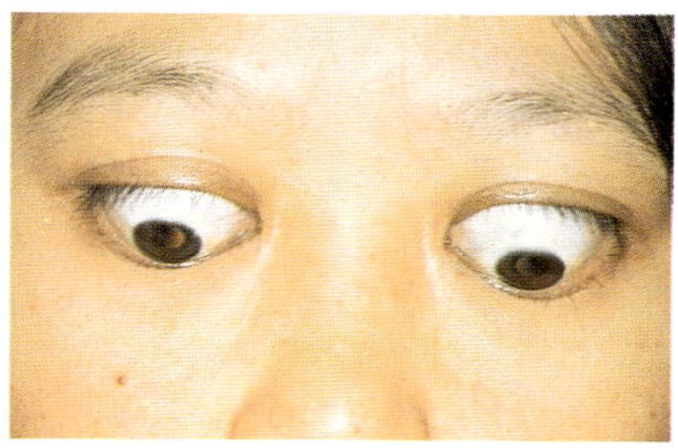

Abb. 6.18
Beidseitiges Zurückbleiben der Lider beim Blick nach unten.

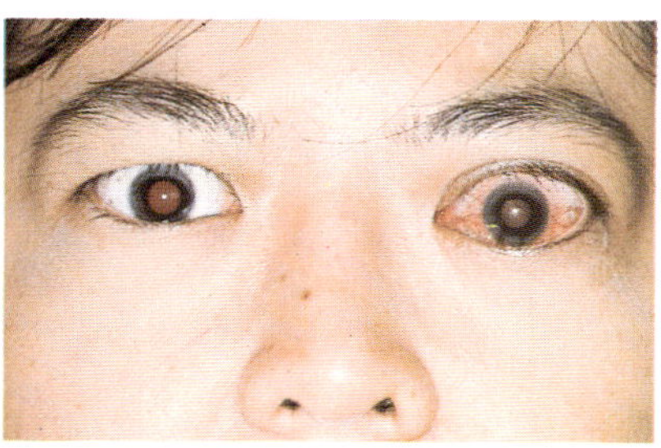

Abb. 6.19
Linksseitiger Exophthalmus mit Lagophthalmus und Keratitis e lagophthalmo; Lidretraktion.

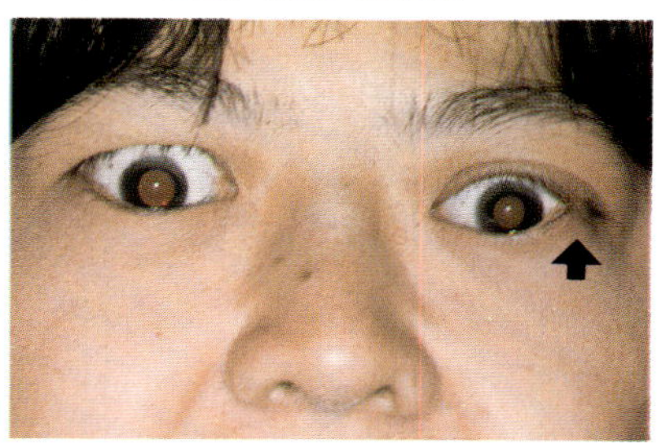

Abb. 6.20
Linksseitige laterale Tarsorrhaphie (gleicher Patient wie bei Abb. 6.19).

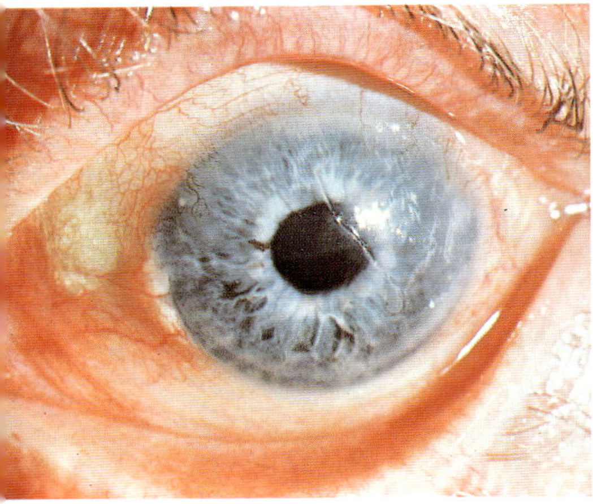

Abb. 6.21
Trockenes Auge. Die Hornhaut ist ohne Glanz.

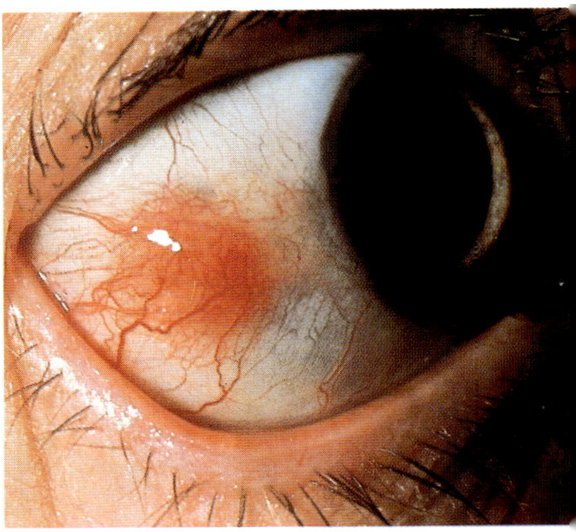

Abb. 6.22
Noduläre Skleritis.

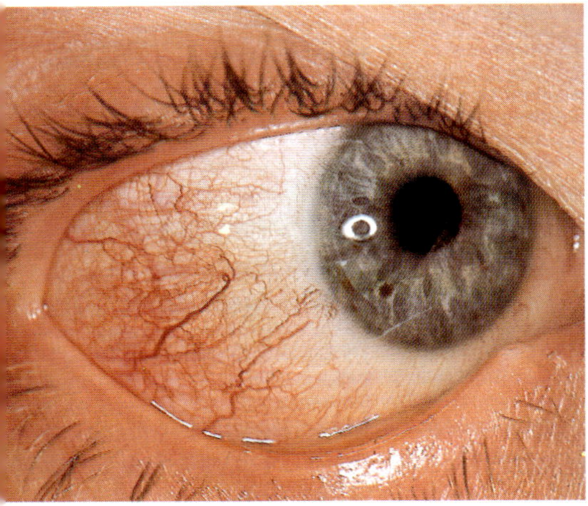

Abb. 6.23
Diffuse Skleritis.

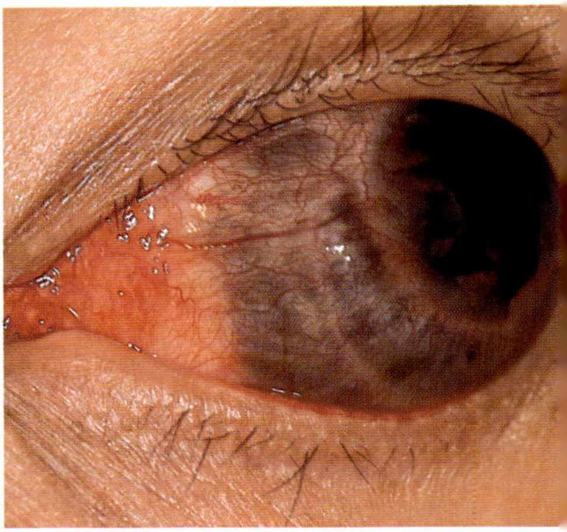

Abb. 6.24
Ausgedehnte Skleromalazie. Das braune Aderhautgewebe wird unter der dünnen Sklera sichtbar.

7

NEUROOPHTHALMOLOGIE

EINLEITUNG

Erkrankungen des Zentralnervensystems betreffen häufig die Bahnen des III., IV., V. und VI. Hirnnerven. Bei Beteiligung dieser Nerven sind anhand des klinischen Bildes ziemlich genaue Aussagen über Lokalisation der Erkrankungen und Prognose möglich. Das Spezialgebiet der Neuroophthalmologie behandelt die Zusammenhänge zwischen Erkrankungen des Zentralnervensystems und ophthalmologischen Symptomen.

Eine wichtige neuroophthalmologische Fragestellung ist z.B. die Abklärung, ob eine unscharfe Papille Folge eines Papillenödems oder einer Papillitis ist. Zum neuroophthalmologischen Bereich gehört auch die Optikusatrophie, ein Befund, der immer eine neurologische Abklärung notwendig macht.

Eine Schädigung der Sehnervenkreuzung (Chiasma opticum) hat eine bitemporale Hemianopsie zur Folge. Dagegen verursacht eine postchiasmale Schädigung einen homonymen Gesichtsfeldausfall.

STAUUNGSPAPILLE

Ophthalmoskopisch fällt zunächst der unscharfe Papillenrand auf. Die Austrittsstelle des Sehnerven ist ödematös angeschwollen, die physiologische Exkavation ist verdrängt. Oftmals finden sich kleine streifige Blutungen im unmittelbaren Grenzbereich der Papille und ein peripapilläres Ödem. Im Frühstadium einer Stauungspapille, wenn die ödematöse Schwellung der Papille noch nicht ganz eindeutig erkennbar ist, kann die Diagnose durch Fluoreszenzangiographie geklärt werden.

Als Ursache einer Stauungspapille kommen verschiedene Erkrankungen in Frage. Meist verbirgt sich hinter dem Befund ein ernstes Krankheitsbild. Eingehende Untersuchungen sind daher unumgänglich.

Stauungspapille oder Sehnervenentzündung (Papillitis)

Das ophthalmoskpische Bild zeigt in beiden Fällen ein Papillenödem. Die Differenzierung zwischen Stauungspapille und Papillitis erfolgt anhand anderer klinischer Zeichen:

Bei der *Stauungspapille* liegt eine passive Schwellung der Papille vor. Diese ist meist durch einen raumfordernden Prozeß mit erhöhtem intrakraniellen Druck verursacht. Die Stauugspapille ist in der Regel beidseitig nachweisbar. Das Sehvermögen bleibt normal, solange die Makula nicht durch ein Ödem oder Exsudate in Mitleidenschaft gezogen wird. Erst bei schwerer unbehandelter Stauungspapille kommt es zur Sehnervenatrophie. Erst dann läßt auch die Sehleistung nach. Auch das Farbensehen bleibt zunächst unbeeinträchtigt. Ebenso bleibt das Gesichtsfeld über lange Zeit erhalten. Gelegentlich findet sich eine Vergrößerung des blinden Flecks, was als funktionelles Frühzeichen gewertet werden kann. Die Pupillenreaktion ist regelrecht.

Eine *Papillitis* ist eine Entzündung des Sehnerven im bulbären Bereich. Die Ätiologie ist oft unklar. In manchen Fällen liegt eine multiple Sklerose zugrunde. Die Papillitis tritt normalerweise nur einseitig auf. Infolge der Entzündung des Sehnerven, ist das Sehvermögen schon von Beginn der Erkrankung an eingeschränkt. Es bildet sich ein Zentralskotom aus. Die Farbwahrnehmung, insbesondere die der Farbe Rot, ist gestört. Die Pupille ist erweitert. Die direkte Lichtreaktion unterbleibt oder ist verlangsamt.

Pseudoneuritis

Als Pseudoneuritis bezeichnet man angeborene Varianten des Sehnervenkopfes, die mit einer Stauungspapille oder Neuritis verwechselt werden können. Eine genaue Differenzierung ist wichtig um unnötige Folgeuntersuchungen und eine Beunruhigung des Patienten zu vermeiden.

Eine Pseudoneuritis findet sich vorwiegend bei Hypermetropie. Ein ähnliches Bild liegt bei der Drusenpapille (gelblich-weißliche Ablagerungen von sagokornartigem Aussehen im Papillenbereich) und bei markhaltigen Nervenfasern (Fibrae medullares) vor. Zur Differenzierung zwischen einer Pseudoneuritis und einer echten Stauungspapille ist die Fundusfluoreszenzangiographie hilfreich.

	STAUUNGSPAPILLE	PAPILLITIS
Sehschärfe	meist normal	vermindert
Pupille	normal	erweitert, verzögerte direkte Lichtreaktion
Gesichtsfeld	normal bis auf Vergrößerung des blinden Flecks	Zentralskotom oder Gesichtsfeldausfälle
Farbsinn	normal	eingeschränkt
Lokalisation	meist beidseitig	meist einseitig

Differentialdiagnose der unscharfen Papille.

Retrobulbärneuritis

Die Retrobulbärneuritis ist eine Entzündung des Sehnervens mit ähnlichen Symptomen wie bei der Papillitis. Es fehlt lediglich das Papillenödem. Zu den klinischen Zeichen gehören Schmerzen bei der Augenbewegung, plötzliches Verschwommensehen, Störungen des Farbsehens und ein Zentralskotom. Die Ursache der Erkrankung ist meist unbekannt. Gelegentlich liegt eine multiple Sklerose zugrunde. Es gibt keine spezifische Behandlung. Durch Kortikosteroide kann in manchen Fällen die Sehleistung wieder gebessert werden.

SCHÄDIGUNGEN DER SEHBAHN

Optikusatrophie

Die Farbe der Papille ist auch bei gesunden Individuen unterschiedlich. Eine blasse Papille ist daher nicht immer mit einer Optikusatrophie gleichzusetzen. Eine Optikusatrophie ist dann anzunehmen, wenn die Papille abgeblaßt ist und gleichzeitig eine Verminderung der Sehschärfe und eine Einschränkung des Gesichtsfeldes vorliegt.

Eine Optikusatrophie kann durch eine Vielzahl von Erkrankungen bedingt sein. Besonders wichtig sind Neuritis nervi optici, Meningitis, Enzephalitis, Zentralarterienverschluß, vaskuläre Optikusatrophie bei Arteriosklerose, Kompression des Sehnerven oder Chiasma von außen, Traumen, chronisches Glaukom, Retinitis pigmentosa, angeborene oder familiäre Erkrankungen und exogene Faktoren wie bei der toxischen Optikusatrophie, Fehlernährung, Vitamin B-Mangel und Syphilis. Oft läßt sich die Ursache jedoch nicht eindeutig feststellen.

Zum Ausschluß einer tumorbedingten Kompression des N. opticus oder einer anderen, eventuell therapiebedürftigen Ursache sollte stets eine sorgfältige neurologische Abklärung erfolgen.

Erkrankungen der Chiasmagegend

Eine Schädigung des Chiasma führt zu einer charakteristischen bitemporalen Hemianopsie. Die häufigste Ursache für diese Störung ist das chromophobe Hypophysenadenom. Optikusatrophie und Verminderung der Sehschärfe weisen auf ein fortgeschrittenes Stadium des Tumors hin. Die Verdachtsdiagnose wird anhand des typischen Gesichtsfelddefektes gestellt. Meist kann sie durch ein Röntgenbild des Schädels (Sella) bestätigt werden. Differentialdiagnostisch müssen Kraniopharyngeom, supraselläre Zyste oder Meningeom abgegrenzt werden.

Erkrankungen der Sehbahn zentral des Chiasma

Eine postchiasmale Schädigung der Sehbahn geht mit einer homonymen Hemianopsie einher. Meist liegt ein zerebrovaskuläres Geschehen oder ein Tumor zugrunde. Der Prozeß kann im Bereich des Tractus opticus, der Sehstrahlung oder der Sehrinde liegen. Erkrankungen des Tractus opticus führen meist zur kompletten homonymen Hemianopsie. Liegt ein hemianopischer Quadrantendefekt vor, ist in der Regel die Sehstrahlung betroffen. Die Sehbahn ist in diesem Bereich relativ ausgedehnt. Eine Läsion der Sehrinde im Occipitallappen geht mit einer homonymen Hemianopsie mit Aussparung des makularen Sehens einher.

PUPILLEN

Man achtet auf Größe und Form der Pupillen, auf die Lichtreaktion und die Naheinstellungsreaktion.

Weite Pupille

Eine weite Pupille beobachtet man nach Anwendung von Mydriatica, bei Sehnervenentzündung, Sehnervenatrophie und Oculomotoriusschädigung. Auch die Schädigung des M. sphincter pupillae durch ein stumpfes Augentrauma (traumatische Mydriasis) oder eine fortgeschrittene Netzhauterkrankung können eine weite Pupille verursachen. Eine seltene Störung ist die Pupillotonie bei Adie-Syndrom (Verzögerung aller Pupillenreaktionen und gleichzeitiges Fehlen oder Abschwächung einzelner oder mehrerer Muskeleigenreflexe, meist des Patellarsehnenreflexes).

Enge Pupille

Eine enge Pupille kann durch miotisch wirksame Augentropfen wie Pilocarpin bedingt sein. Ferner ist die Pupille bei Iritis, Horner-Syndrom (Sympathikuslähmung) und beim Argyll-Robertsonschen-Phänomen (reflektorische Pupillenstarre) verengt.

Entrundung der Pupille

Eine entrundete Pupille kann man z.B. bei angeborenem Irisdefekt, posterioren Synechien bei Iritis, beim Argyll-Robertsonschen-Phänomen und nach vorausgegangenem chirurgischen Eingriff beobachten.

Lichtreaktion

Bei fehlender direkter Lichtreaktion, aber vorhandener konsensueller Lichtreaktion ist eine Erblindung des Auges infolge Erkrankung der Netzhaut oder des Sehnerven anzunehmen. Das Fehlen der direkten und der konsensuellen Lichtreaktion weist dagegen auf eine lokale Erkrankung oder Schädigung des Irissphinkters oder des III. Hirnnerven (N. oculomotorius) hin.

Beim Argyll-Robertsonschen-Phänomen ist bei überschießender Naheinstellungsreaktion die direkte und indirekte Lichtreaktion aufgehoben.

AUGENMUSKELN

Lähmungsschielen

Verschiedene Erkrankungen können eine Lähmung der Augenmuskeln zur Folge haben. Die Abklärung ist schwierig und erfordert meist spezielle Untersuchungen. Häufige Ursachen sind Traumen, Diabetes mellitus, Arteriosklerose, intrakranielle Aneurysmen und Tumoren.

Ist die Lähmung der Augenmuskeln deutlich ausgeprägt, so bereitet die Diagnose kaum Schwierigkeiten. Eine Schädigung des N. oculomotorius geht mit Ptosis und Abweichung des Auges nach außen unten einher, da außer dem M. rectus externus und dem M. obliquus superior alle Augenmuskeln betroffen sind. Bei kompletter Oculomotoriusparese, bei der auch die inneren Augenmuskeln beteiligt sind, ist die Pupille weit und lichtstarr.

Bei Schädigung des IV. Hirnnerven (N. trochlearis) ist der M. obliquus superior gelähmt. Bei Kopfneigung zur Seite des paretischen Muskels kommt es zu einer Höhenabweichung und Einwärtswendung des betroffenen Auges infolge der Überaktivität des M. obliquus inferior.

Schäden am VI. Hirnnerven (N. abducens) haben ein konvergentes Schielen zur Folge. Um Doppelbilder zu vermeiden nimmt der Patient kompensatorisch eine typische Kopfhaltung ein.

Bei unvollständiger Lähmung der Augenmuskeln kann die Beweglichkeit der Augen normal erscheinen. Die Patienten klagen lediglich über Doppelbilder. Die Diagnose ist dann oft schwer zu stellen. Die nachfolgenden Fragen sollen die Abklärung einer Augenmuskellähmung erleichtern:

1. Werden Doppelbilder wahrgenommen, wenn beide Augen geöffnet sind? Werden Doppelbilder wahrgenommen, wenn ein Auge geschlossen ist?

   Bei einer Lähmung der Augenmuskeln sieht der Patient Doppelbilder, sobald beide Augen geöffnet sind. Werden Doppelbilder wahrgenommen, wenn ein Auge geschlossen ist, liegt die Ursache nicht in einer Augenmuskellähmung.

2. Liegen die Doppelbilder nebeneinander oder übereinander?

   Bei einer Abducensparese liegen die Doppelbilder nebeneinander. Bei einer Lähmung des N. oculomotorius oder des N. trochlearis liegen die Doppelbilder übereinander.

3. In welcher Blickrichtung liegen die Doppelbilder am weitesten auseinander?

   Die Doppelbilder haben in der Blickrichtung den weitesten Abstand, in die der gelähmte Muskel das Auge normalerweise zieht. Bei Schädigung des linken M. rectus externus z.B. ist dies dann der Fall, wenn der Patient nach links schaut.

4. Mit welchem Auge wird das Bild schwächer wahrgenommen?

   Das gelähmte Auge nimmt das Bild schwächer wahr. Bei Lähmung des linken M. rectus externus z.B. sieht der Patient horizontale Doppelbilder. Mit dem linken Auge sieht er das Bild weniger deutlich.

Zur Untersuchung und Verlaufskontrolle einer Diplopie bedient man sich spezieller Methoden wie des Abdeck- oder Cover-Tests.

Myasthenia gravis

Die Myasthenia gravis ist eine durch Störung der neuromuskulären Reizübermittlung bedingte Schwäche der Skelettmuskulatur, besonders der Sprech-, Kau- und Schluckmuskulatur sowie der Lidheber. Das klinische Bild ist durch eine Ptosis wechselnden Grades mit abendlicher Verschlechterung gekennzeichnet. Die Augenmuskulatur ist oft betroffen. Die Patienten klagen über intermittierendes Doppelbildsehen. Die Beschwerden variieren in ihrer Ausprägung. Die typischen Krankheitszeichen lassen sich provozieren, indem man den Patienten auffordert über längere Zeit nach oben zu blicken.

Durch intravenöse Injektion von Tensilon etc. läßt sich bei Myasthenia gravis eine schlagartige Besserung der Symptomatik erreichen. Dies gilt als diagnostisches Kriterium.

NYSTAGMUS

Unter Nystagmus versteht man unwillkürlich ablaufende rhythmische Augenbewegungen.

Der sogenannte Ruck-Nystagmus hat eine langsame und eine schnelle Komponente. Meist ist er in einer bestimmten Blickrichtung maximal ausgepägt. Bei einem Ruck-Nystagmus ist stets eine genaue neurologische Abklärung erforderlich. In der Regel liegt eine Erkrankung des Kleinhirns, Vestibularsystems oder der Verbindungsbahnen zugrunde.

Der sogenannte Pendel-Nystagmus hat keine langsame oder schnellere Komponente. Der Patient ist nicht fähig ein Objekt zu fixieren. Das Auge macht daher pendelnde Bewegungen.

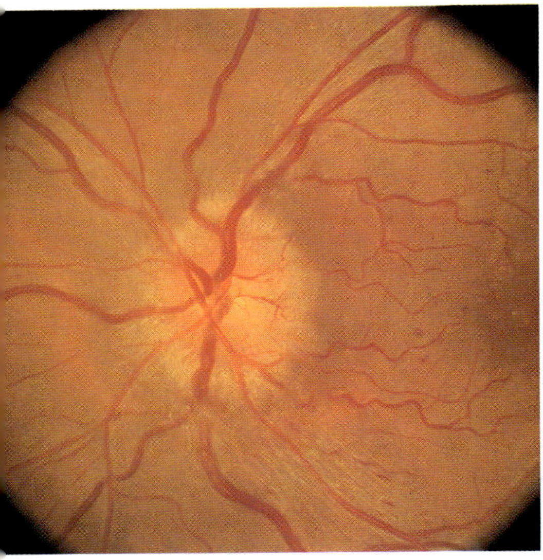

Abb. 7.1
Papillitis infolge einer Entzündung.

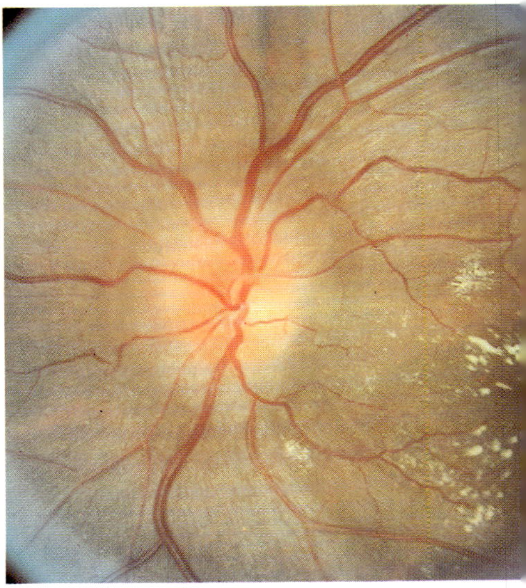

Abb. 7.2
Papillenödem bei maligner Hypertonie.

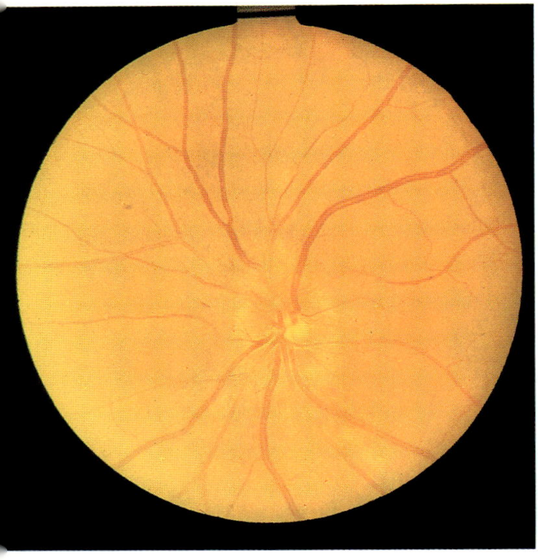

Abb. 7.3
Unscharfe Papillenränder als Hinweis auf ein Papillenödem.

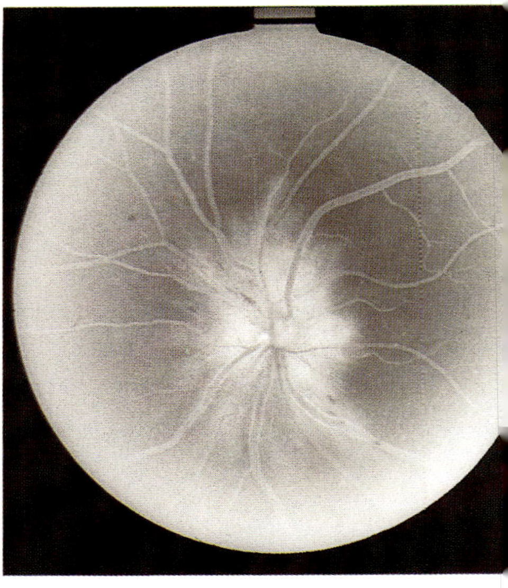

Abb. 7.4
Bestätigung des Papillenödems durch Fluoreszenzangiographie des Augenhintergrundes (gleiches Auge wie in Abb. 7.3)

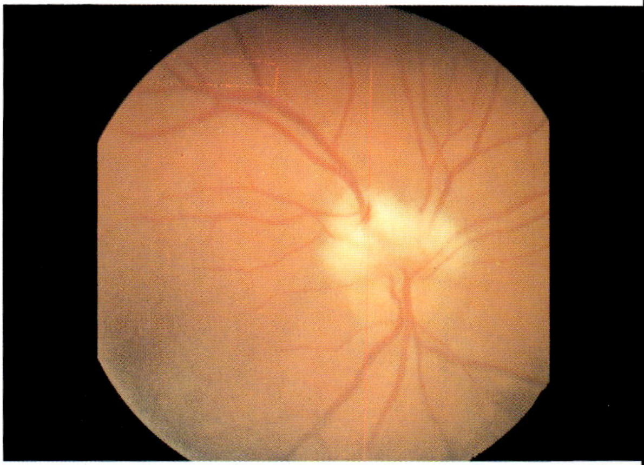

Abb. 7.5
Markhaltige Nervenfasern (Fibrae medullares).

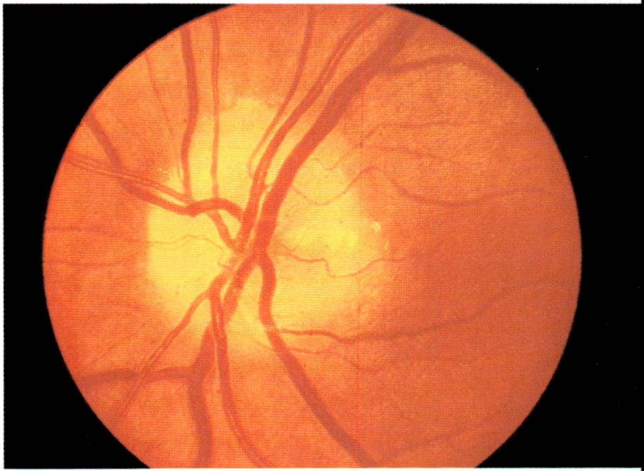

Abb. 7.6
Drusenpapille

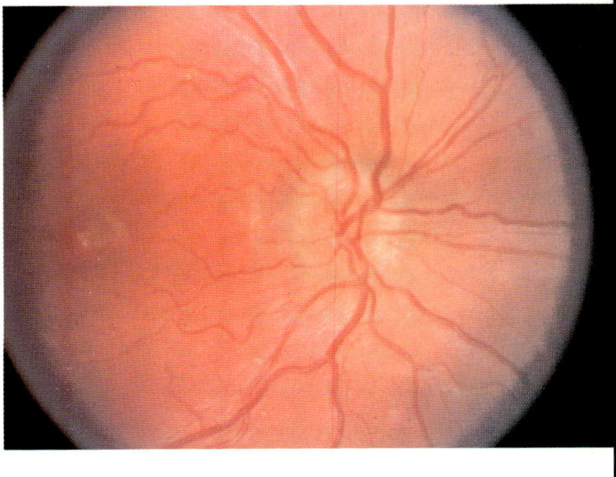

Abb. 7.7
Hypermetropie mit kleiner Papille und unscharfem Papillenrand.

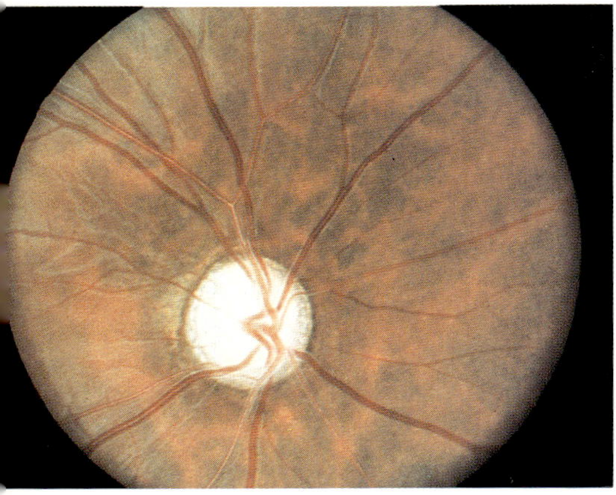

Abb. 7.8
Optikusatrophie unklarer Ätiologie.

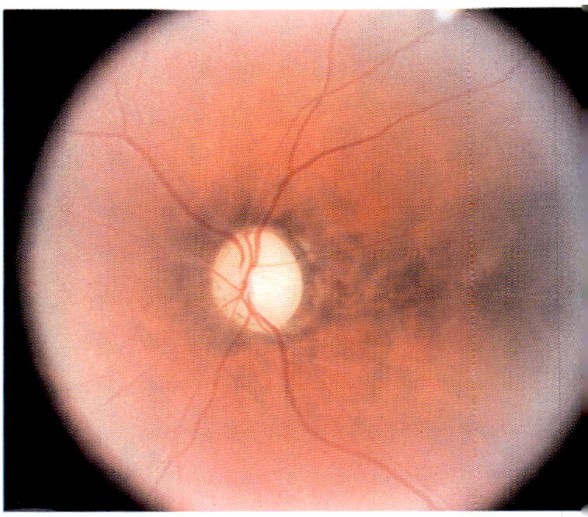

Abb. 7.9
Optikusatrophie nach Zentralarterienverschluß (gleiches Auge wie in Abb. 5.1, ein Jahr später).

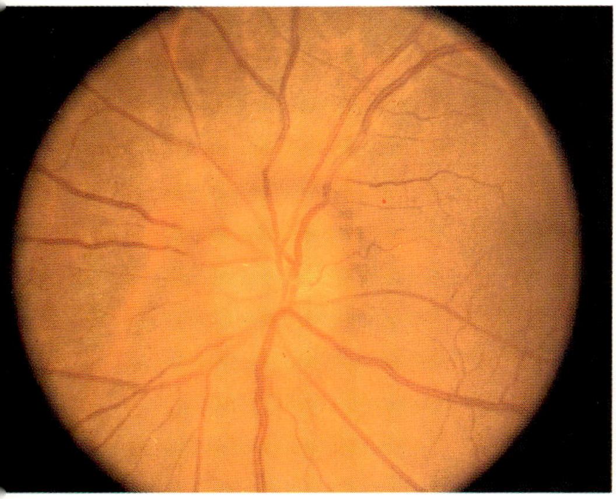

Abb. 7.10
Optikusatrophie nach Papillitis, unscharfer Papillenrand.

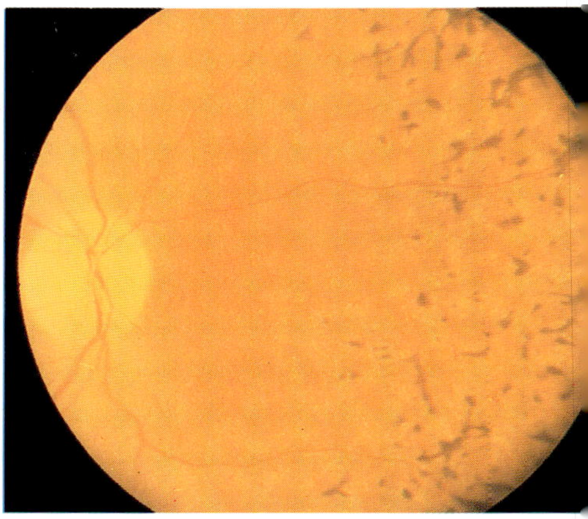

Abb. 7.11
Optikusatrophie bei Retinitis pigmentosa mit wachs-gelber Papille und kaum erkennbaren Netzhautgefäßen.

Gesichtsfeldausfälle

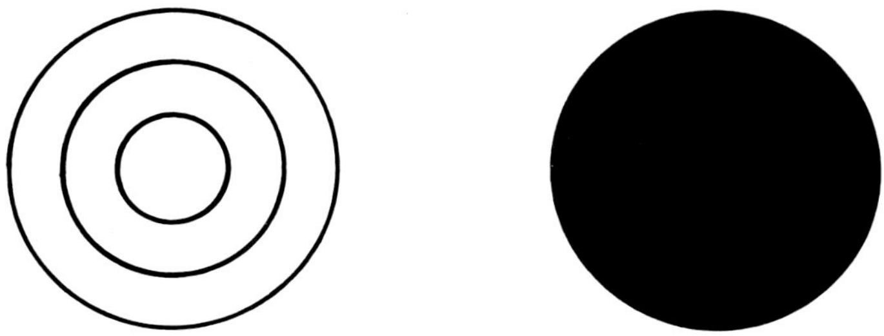

Abb. 7.12
Rechtsseitige Optikusatrophie mit vollständigem Gesichtsfeldausfall.

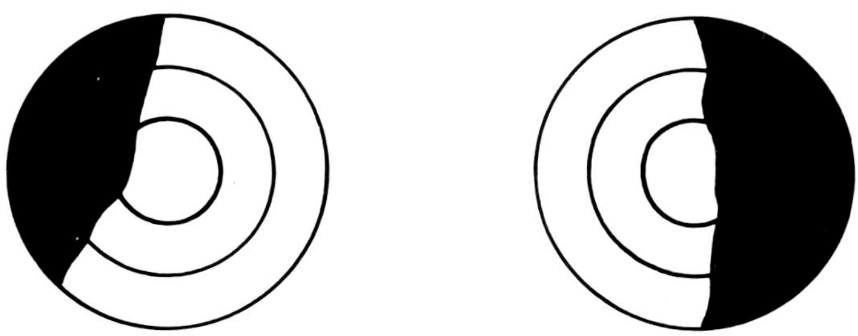

Abb. 7.13
Bitemporaler Gesichtsfeldausfall als Hinweis auf eine Schädigung im Chiasmabereich.

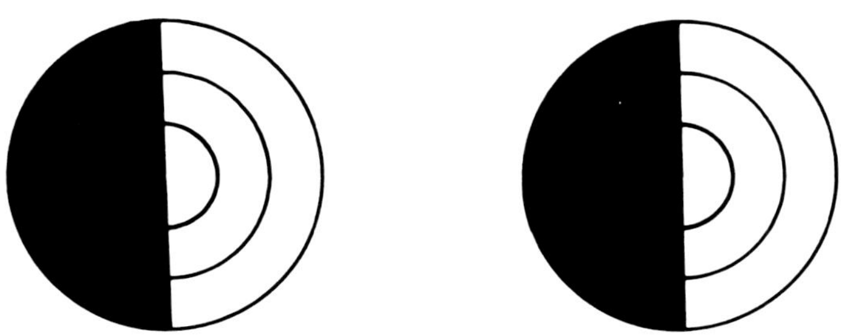

Abb. 7.14
Homonymer, linksseitiger Gesichtsfelddefekt als Hinweis auf eine postchiasmale Schädigung.

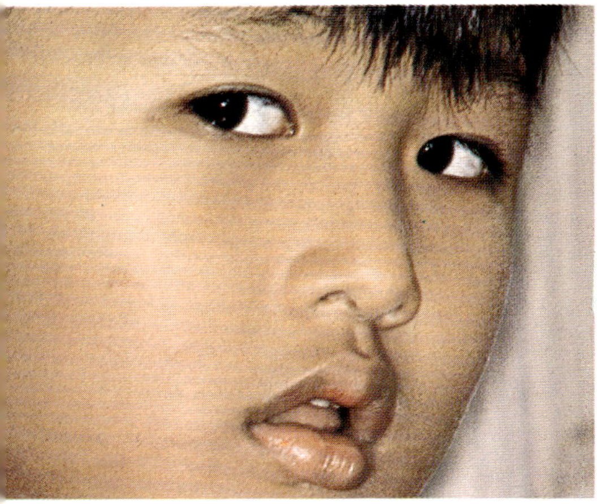

Abb. 7.15
Parese des rechten M. obliquus superior. Kompensatorische Kopfschiefhaltung zur Vermeidung von Doppelbildern.

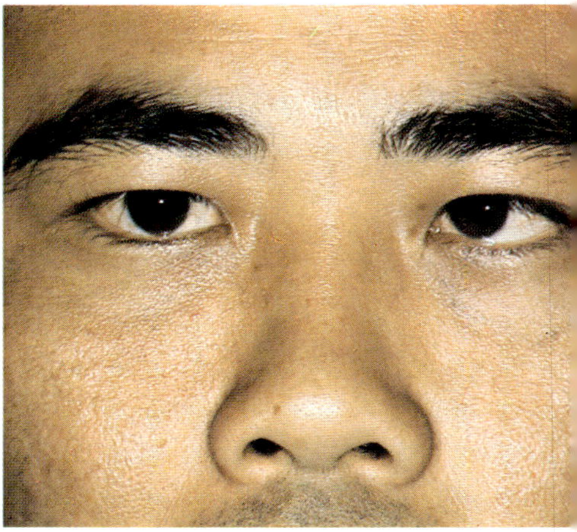

Abb. 7.16
Parese des linken M. rectus externus; hat ein Einwärtsschielen zur Folge.

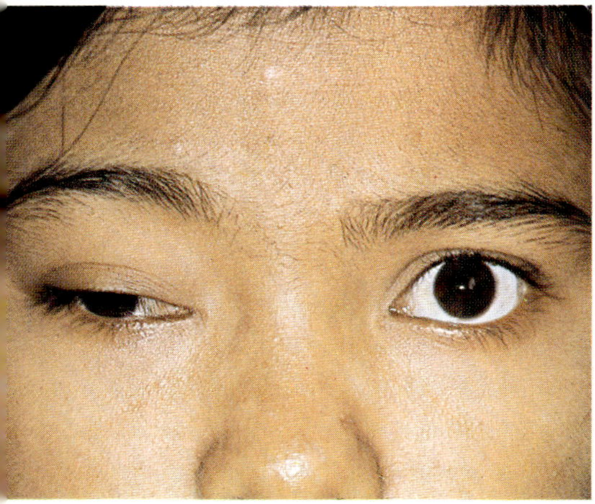

Abb. 7.17
Oculomotoriusparese mit Ptosis und Abweichen des Auges nach außen unten.

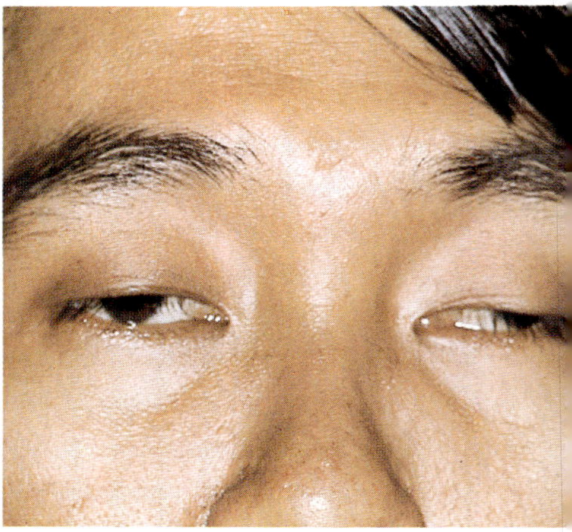

Abb. 7.18
Beidseitige Ptosis und divergentes Schielen bei Myasthenia gravis.

Vollständige Oculomotoriusparese

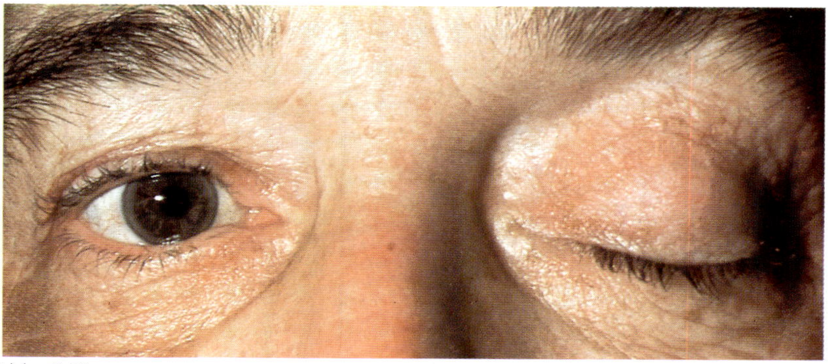

Abb. 7.19
Vollständige linksseitige Ptosis (Blick geradeaus).

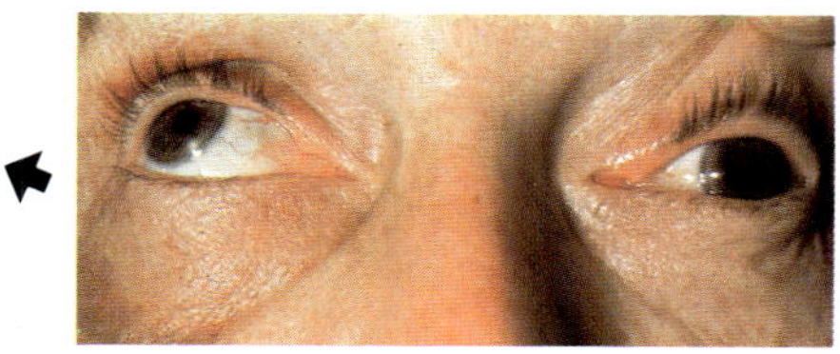

Abb. 7.20
Parese des linken M. obliquus inferior (Blick nach rechts oben).

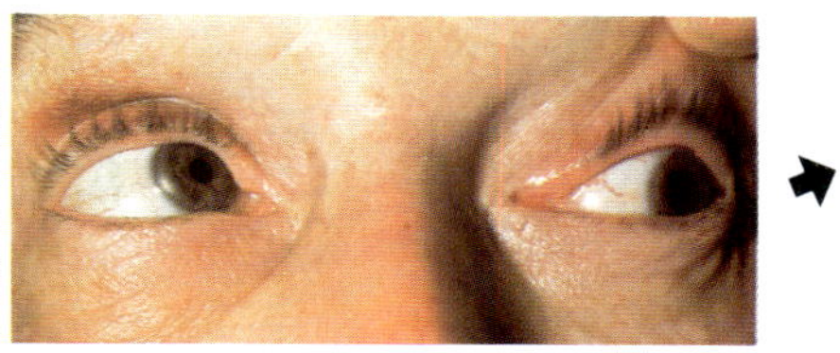

Abb. 7.21
Parese des linken M. rectus superior (Blick nach links oben).

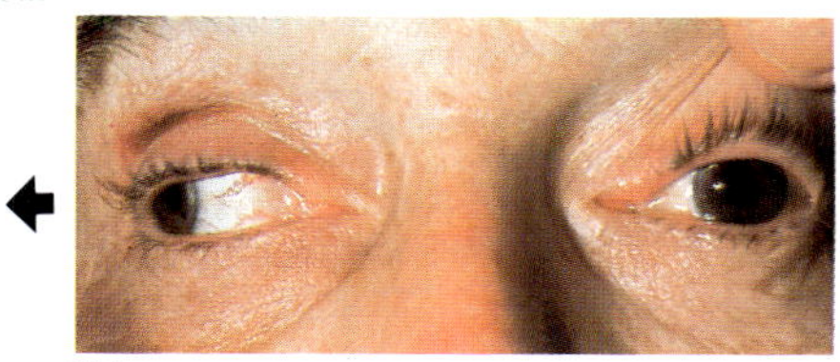

Abb. 7.22
Parese des linken M. rectus internus (Blick nach rechts).

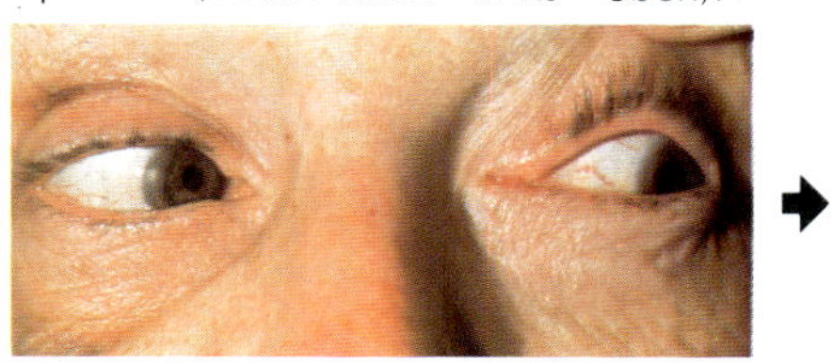

Abb. 7.23
Normale Aktion des linken M. rectus externus (Blick nach links).

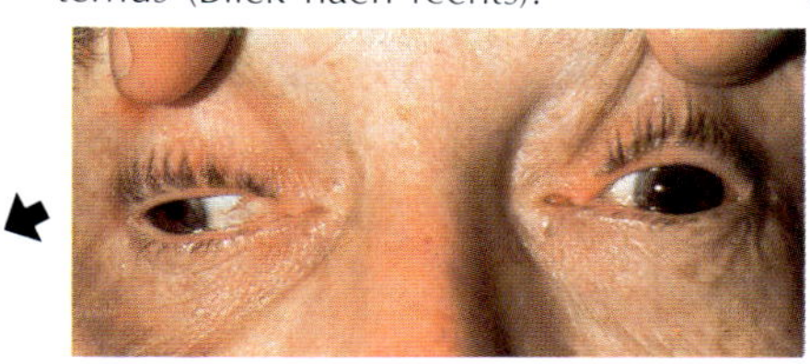

Abb. 7.24
Funktionsstörung des linken M. obliquus superior (infolge der Unfähigkeit zur Adduktion – Blick nach rechts unten).

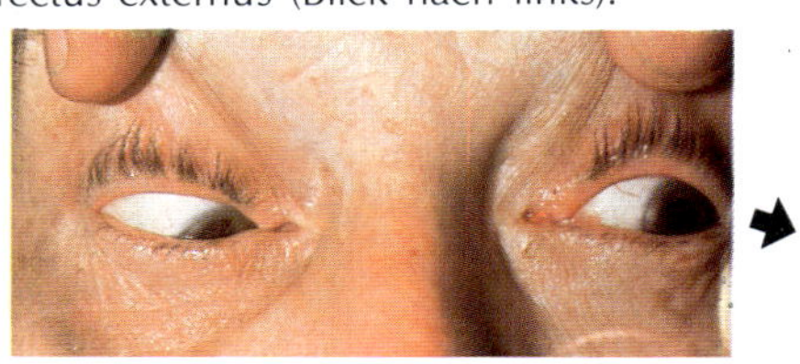

Abb. 7.25
Parese des linken M. rectus inferior (Blick nach links unten).

Merke: Der N. oculomotorius versorgt den M. levator palpebrae superioris und außerdem den M. rectus internus, den M. rectus inferior und superior und den M. obliquus inferior.

8

AUGENERKRANKUNGEN BEI KINDERN

EINLEITUNG

Eine seltene aber gefährliche Augenerkrankung bei Kindern ist das Retinoblastom, eine maligne Wucherung embryonaler Netzhautzellen, die durch einen grau-gelben Reflex in der Pupille auffällt. Eine rechtzeitige Diagnosestellung kann für das Kind lebensrettend sein.

Das Schielen ist bei Kindern häufig und sollte in jedem Fall abgeklärt werden. Damit es zu keiner Sehschwäche des schielenden Auges kommt (Amblyopie), sollte das Schielen frühzeitig behandelt werden.

Andere recht häufige Augenerkrankungen bei Kindern sind Konjunktivitis, Tränenfluß, sowie die angeborene Katarakt.

WEISSE PUPILLE

Eine weiße Pupille beim Kind kann durch ein Retinoblastom bedingt sein. Der Tumor wird meist anhand des grau-gelben Pupillenreflexes (amaurotisches Katzenauge) diagnostiziert. Der Befund ist am besten bei Dämmerlicht, wenn die Pupille weit ist, zu erkennen. Oft liegt zum Zeitpunkt der Diagnosestellung bereits ein fortgeschrittenes Stadium vor.

Das Retinoblastom ist ein hochmaligner, rasch metastasierender Tumor. Die Differentialdiagnose gegenüber anderen Ursachen einer weißen Pupille ist daher sehr wichtig:

1. Dichte, kongenitale Katarakt. Die Diagnose ist meist eindeutig.
2. Retrolentale Fibroplasie. Diese Erkrankung findet sich besonders bei Frühgeborenen nach Sauerstoffbeatmung. Meist ist das anteriore Segment verändert.
3. Persistierender hyperplastischer primärer Glaskörper
4. Retinitis exsudativa externa
5. Panophthalmie (eitrige Entzündung des ganzen Auges).
6. Organisierte Glaskörperblutungen

Die Differentialdiagnose kann gelegentlich auch für den erfahrenen Augenarzt schwierig sein.

Behandlung

Wird bei einem Kind eine weiße Pupille festgestellt, so ist eine augenärztliche Abklärung dringend erforderlich. Nicht selten muß zum Ausschluß eines Retinoblastoms die Untersuchung in Vollnarkose bei vollständiger Pupillenerweiterung durchgeführt werden.

Ein Retinoblastomauge muß so bald wie möglich entfernt werden. Da beim Retinoblastom oft auch das andere Auge befallen ist, sollte dieses ebenfalls genau untersucht werden. Bei unauffälligem Befund sollten regelmäßige Kontrolluntersuchungen erfolgen. Eine Behandlung mit Röntgenstrahlen in Kombination mit Photokoagulation und/oder Kryoapplikation kommt nur bei sehr kleinen Herden im zweiten bzw. letzten Auge in Frage. Die Behandlung anderer, mit "weißer" Pupille einhergehender Erkrankungen hängt von der Erkrankungsursache ab.

SCHIELEN BEI KINDERN

Von Schielen spricht man, wenn beim Blick in die Ferne die normalerweise parallel gestellten Augenachsen von der Parallele abweichen. Beim Konvergenzschielen ist das schielende Auge einwärts gerichtet, während beim Divergenzschielen das schielende Auge nach außen gerichtet ist. Es gibt auch ein vertikales Schielen (Höhenschielen, Strabismus sursum), bei dem ein Auge höher gestellt scheint als das andere.

Dem Lähmungsschielen (Strabismus paralyticus) liegt eine Augenmuskellähmung zugrunde. Demgegenüber ist beim Begleitschielen (Strabismus concomitans) die Augenmuskulatur nicht paretisch.

Lähmungsschielen

Das klinische Bild des Lähmungsschielen ist bei Kindern und Erwachsenen weitgehend gleich. Allerdings klagen Kinder nicht über Doppelbilder. Bei ihnen wird nämlich der Seheindruck eines Auges supprimiert. Im Laufe der Zeit kann dies zur Amblyopie des unterdrückten Auges führen. Gelegentlich nehmen Kinder eine kompensatorische Kopfhaltung ein um Doppelbilder auszuschalten.

Begleitschielen

Das Begleitschielen kann konvergent oder divergent sein. Auch ein Höhenschielen kann vorliegen.

Ein Konvergenzschielen kann durch eine Hypermetropie (Weitsichtigkeit) bedingt sein. Durch Korrektur des Refraktionsfehlers kann sich das Schielen bessern. Diese Form des Schielens bezeichnet man auch als akkomodatives Schielen.

Es gibt auch ein divergentes Begleitschielen. Diese Form tritt in der Regel erst nach dem dritten Lebensjahr auf. Man sollte stets daran denken, daß das Schielen Folge einer Sehschwäche oder einer anderen Augenerkrankung sein kann, im schlimmsten Fall eines Retinoblastoms. Das Begleitschielen wird nicht selten durch Infektionskrankheiten wie Masern oder Scharlach ausgelöst.

Auswirkungen des Schielens

Bei Kindern stehen besonders drei Auswirkungen im Vordergrund:
1. Amblyopie (Schwachsichtigkeit des schielenden Auges).
2. Unvermögen des binocularen Sehens.
3. Psychische Störungen und entsprechende soziale Folgen.

Behandlung des Schielens

Ein schielendes Kind sollte zur weiteren Abklärung, insbesondere zum Ausschluß eines Retinoblastoms zum Augenarzt überwiesen werden. Dort sollte recht bald eine Behandlung eingeleitet werden um eine Amblyopie zu vermeiden. Durch objektive Refraktion (mittels Atropin oder anderer Zykloplegika) sollte die zutreffende Korrektur ermittelt werden. Das ständige Tragen einer Brille mit entsprechenden Korrekturgläsern kann das akkomodative Einwärtsschielen bei Kindern beheben.

Durch frühzeitige Diagnosestellung und rechtzeitigen Beginn der Behandlung kann die Entstehung einer Amblyopie verhindert bzw. kann die Sehleistung des "unterdrückten" Auges wieder gebessert werden. Bei der Okklusionsbehandlung wird das sehtüchtige Auge abgedeckt, wodurch das sehschwache Auge zur Übung angeregt wird. Diese Behandlung wird gewöhnlich von einem Orthoptisten durchgeführt. Oft wird die Okklusion nach einiger Zeit als ermüdend empfunden. In diesem Fall ist eine spezielle Übungsbehandlung des unterdrückten Auges angezeigt.

Auch eine operative Behandlung ist möglich. Beim Einwärtsschielen kann die Funktion des M. rectus internus durch Rückverlagerung des Muskels abgeschwächt werden, bzw. die Funktion des M. rectus externus durch Vorverlagerung verstärkt werden. Beim Divergenzschielen ist das Verfahren entsprechend umgekehrt.

Beim Höhenschielen ist die operative Behandlung schwieriger, da einer der in der vertikalen Ebene wirksam werdenden Augenmuskel, d.h. der M. rectus inferior oder superior oder der M. obliquus inferior bzw. superior angegangen werden muß. In den meisten Fällen ist bereits mit einer Operation ein gutes kosmetisches Ergebnis zu erzielen. Bei komplizierteren Fällen können aber auch mehrere Operationen erforderlich werden.

Auch nach der chirurgischen Orthostellung der Augen ist die Okklusion des sehtüchtigen Auges zunächst weiterzuführen. Ebenso sind regelmäßige Kontrolluntersuchungen der Sehleistung notwendig. Die Eltern der betroffenen Kinder sollten auf diese Notwendigkeit aufmerksam gemacht werden.

Amblyopie

Etwa 4% aller Europäer schielen. Bei etwa einem Drittel kommt es zu einer Amblyopie. Die Amblyopie ist besonders bei Kindern eine wichtige Erblindungsursache. Sowohl beim Lähmungs- als auch beim Begleitschielen wird zur Ausschaltung von Doppelbildern der Seheindruck eines Auges supprimiert. Die dauernde Suppression des Auges führt zur Amblyopie. Durch Okklusion des sehtüchtigen Auges und Übungsbehandlung des schielenden Auges kann in vielen Fällen eine Amblyopie verhindert, bzw. die Leistung des unterdrückten Auges verbessert werden. Die frühzeitige Behandlung ist daher sehr wichtig. Die aktive Übungungsbehandlung des amblyopen Auges mit Hilfe spezieller Geräte hat in den letzten Jahren zunehmend an Bedeutung gewonnen. Die Amblyopie kann auch bei Refraktionsstörungen auftreten, z.B. bei Anisometropie (ungleiche Brechkraft beider Augen), hochgradigem Astigmatismus und Hypermetropie (Fernsichtigkeit). Seltenere Ursachen für eine Amblyopie sind Ptosis, Hornhautnarben oder Katarakt.

Scheinschielen (Pseudostrabismus)

Ein Scheinschielen findet man bei Kindern mit ausgeprägtem Epikanthus. Es scheint ein Einwärtsschielen vorzuliegen. Mit dem Älterwerden des Kindes verstreicht der Epikanthus. Eine Behandlung ist nicht erforderlich

INFEKTIÖSE KONJUNKTIVITIS

Eine Konjunktivitis in den ersten 28 Lebenstagen bezeichnet man auch als Neugeborenenkonjunktivitis oder Ophthalmia neonatorum. Früher lag meist eine Gonokokkeninfektion (Gonoblenorrhoea neonatorum) zugrunde. Heutzutage ist die Gonokokkeninfektion dank der routinemäßig durchgeführten Credé-Prophylaxe selten geworden. Andere Erreger können Staphylokokken, Streptokokken, Haemophilus, Pneumokokken, Coli-Stäbchen und Chlamydien sein.

Die Gonokokkenblenorrhoe ist eine akute purulente Konjunktivitis, die zur Einschmelzung der Hornhaut und Erblindung führen kann.

Bei ausgeprägter Konjunktivitis muß lokal und ggf. systemisch behandelt werden. In schweren Fällen sollte die Behandlung im Krankenhaus erfolgen, wobei besondere Maßnahmen zur Verhütung einer Weiterverbreitung der Infektion notwendig werden. Bei leichten Konjunktivitiden kann die Behandlung auch ambulant durchgeführt werden. Man verabreicht stündlich bis zum Abklingen der Infektion antibiotische Augentropfen. Die eitrige Sekretion wird regelmäßig mit sterilen Wattetupfern entfernt.

TRÄNENAPPARAT

Eine Störung des Tränenabflusses ist beim Kind meist durch eine Blockade des Tränennasenganges bedingt. Das betroffene Auge tränt und ist verklebt. Beim Druck auf den Tränensack entleert sich schleimig-eitriges Sekret (Dacryocystitis neonatorum). Ursache der Störung ist die verspätete Kanalisation der Tränenwege, die im Normalfall bei der Geburt bereits abgeschlossen ist. Seltener liegt ein funktioneller Verschluß durch Zelldetritus vor.

Das therapeutische Vorgehen ist konservativ. Es werden abschwellende Augentropfen verabreicht. Der Tränensack wird in den ersten 6 Monaten täglich mit der Fingerkuppe ausmassiert. Antibiotika werden nur bei Infektion eingesetzt. Läßt sich auf diese Weise keine Besserung erreichen oder kommt es zu wiederholten oder ausgedehnten Infektionen, ist die Weiterbehandlung durch den Augenarzt erforderlich. Unter Umständen muß eine Spülung in Vollnarkose erfolgen. Bei einer Blockade kann die Sondierung des Tränennasenganges notwendig werden. In seltenen Fällen muß eine Anastomose zwischen Tränensack und Nasenhöhle (Dacryocystorhinostomie) angelegt werden.

ANGEBORENE KATARAKT

Sind die Linsenveränderungen bei angeborener Katarakt so gering ausgeprägt, daß das Sehen nicht beeinträchtigt wird, so ist keine chirurgische Therapie erforderlich. Bei beidseitiger und dichter Katarakt (Cataracta totalis congenita) sollte die Kataraktoperation in den ersten sechs Lebensmonaten durchgeführt werden. Ist die Katarakt nicht dicht und der Augenhintergrund noch gut einzusehen, kann die Entscheidung zur chirurgischen Behandlung schwierig werden. Es empfiehlt sich zunächst abzuwarten bis das Kind etwas älter ist und die Sehschärfe genauer bestimmt werden kann.

Bei einseitiger Katarakt liegt keine Operationsindikation vor! Trotz Kataraktextraktion bleibt das Auge nämlich amblyop.Gelegentlich wird die Operation aus kosmetischen Gründen durchgeführt, wenn die Trübung der Linse von den Eltern als sehr störend empfunden wird.

Beim Kind erfolgt die Kataraktextraktion auf andere Weise als beim Erwachsenen. Unter dem Operationsmikroskop wird die Linsenkapsel mit einer Kanüle punktiert. Durch diese Kanüle läßt sich die Katarakt absaugen, da der Linsenkern beim Kind weich ist.

ANGEBORENES GLAUKOM

Das angeborene Glaukom ist eine seltene Erkrankung. Bei Kindern hat ein erhöhter Augendruck eine Zunahme des Hornhautdurchmesser (normalerweise 11 mm) auf über 13 mm zur Folge. Man spricht von einem Buphthalmus (Ochsenauge). Durch die Dehnung der Hornhaut reißt die Descemetsche Membran auf der Hornhautrückseite ein. Es kommt zum Hornhautödem mit Rötung des Auges, vermehrtem Tränenfluß und Photophobie. Ohne adäquate Behandlung entwickelt sich eine glaukomatöse Exkavation der Papille. Im weiteren Verlauf tritt eine Schädigung des Sehnerven bis hin zur Opticusatrophie ein.

Durch frühzeitige Diagnosestellung und Behandlung kann eine Erblindung verhindert werden. Photophobie, vermehrter Tränenfluß, vergrößerte und getrübte Hornhaut sind Krankheitszeichen, bei denen ein Kind in augenärztliche Behandlung gebracht werden sollte.

Es muß chirurgisch behandelt werden: Die Operation der Wahl ist die Goniotomie. Die Patienten sollten lebenslang in regelmäßigen Abständen untersucht werden. Eine Reoperation kann notwendig werden.

PHAKOMATOSEN

Es handelt sich um eine Gruppe von angeborenen bzw. hereditären Erkrankungen, welche die Haut, das Nervensystem und in unterschiedlichem Ausmaß auch die Augen betreffen.

Die Neurofibromatose (von Recklinghausen) ist durch Pigmentanomalien der Haut (Café-au-lait-Flecken) und subkutane Tumoren unterschiedlicher Größe gekennzeichnet. Derartige Tumoren können auch im zentralen oder peripheren Nervensystem lokalisiert sein. Am Auge können die Neurofibrome Lider, Orbita, Netzhaut und Sehnerven betreffen.

Bei der tuberösen Hirnsklerose (M. Bourneville-Pringle) finden sich an der Hirnoberfläche knotige Veränderungen aus gewucherter Glia (Gliome). Oft liegt gleichzeitig ein schmetterlingsförmig ausgebreitetes Adenoma sebaceum symmetricum des Gesichtes vor. An der Papille sind gelegentlich gelbliche, erhabene, maulbeerförmige Knötchen nachweisbar.

Das Sturge-Weber-Syndrom ist durch kalzifizierende Angiome der Pia mater des Gehirns, der Choroidea der Augen und der Haut, vor allem im Versorgungsbereich des ersten und/oder zweiten Trigeminusastes gekennzeichnet. Oft ist das auf der Seite der Hautveränderungen gelegene Auge glaukomatös geschädigt. Es handelt sich um ein angeborenes Glaukom, das sehr schwer zu behandeln ist.

Bei der v. Hippel-Lindauschen Erkrankung finden sich ein- oder beidseitig multiple in der Netzhaut liegende Hämangiome mit stark erweiterten Versorgungsgefäßen. Häufig liegen gleichzeitig Hämangiome im Kleinhirn oder im Hirnstamm vor. Die Netzhaut-Hämangiome verursachen Exsudate und Blutungen in die Netzhaut und in den Glaskörper und können damit eine Netzhautablösung zur Folge haben. Die Netzhautveränderungen werden durch Laser-Photokoagulation, Diathermie oder Kryoapplikation behandelt.

ENTWICKLUNGSSTÖRUNGEN

Es gibt eine Vielzahl von Entwicklungsstörungen am Auge, die in mehr oder weniger ausgeprägter Form auftreten. Die Ursachen sind nicht immer bekannt. Gelegentlich liegen pränatale Infektionen oder die Auswirkungen teratogener Substanzen zugrunde. Auch Chromosomenanomalien oder erbliche Gendefekte sind mögliche Ursachen.

Die Mißbildungen können den gesamten Schädel und das Gesicht betreffen. Je nach Ausmaß und Ursache unterscheidet man verschiedene Syndrome wie die Dysostosis craniofacialis oder die Dysostosis mandibulofacialis. Zu den Fehlbildungen gehört auch die Meningoenzephalozele. Die Mikrophthalmie ist eine Fehlbildung, bei der das Auge insgesamt zu klein ist. Beim kongenitalen Iris- oder Aderhautkolobom fehlt ein Teil der Iris bzw. der Aderhaut infolge einer Entwicklungsstörung der Augenbecherspalte. Bei Anophthalmie fehlt der gesamte Augapfel.

Relativ häufig kommen Anomalien der Augenlider vor. Dazu gehören die kongenitale Ptosis, das Lidkolobom und Tränenwegsverschlüsse.

Form- und Lageabnormalitäten der Linse sind z.B. beim Marfan-Syndrom und der Homocystinurie beschrieben. Seltene Entwicklungsstörungen sind die Persistenz der A. hyaloidea sowie die Persistenz des hyperplastischen primären Glaskörpers, bei dem man eine "weiße" Pupille findet.

Auch Mißbildungen im Papillenbereich kommen vor. Dazu gehören die Kolobome am Sehnerveneintritt sowie die Papillenhypoplasie. In seltenen Fällen kann eine verminderte Sehleistung beim Kind durch eine derartige Entwicklungsstörung bedingt sein.

PRÄNATALE INFEKTIONEN

Um pränatale Infektionen handelt es sich z.B. bei der kongenitalen Lues, bei der Rötelnembryopathie und der kongenitalen Toxoplasmose. Sowohl die Lues als auch die Rötelninfektion können Pigmentveränderungen der Netzhaut zur Folge haben. Zum klinischen Bild der Rötelnembryopathie gehören kongenitale Katarakt und angeborener Nystagmus. Bei der kongenitalen Toxoplasmose finden sich besonders im Makulabereich typische pigmentierte chorioretinale Narben.

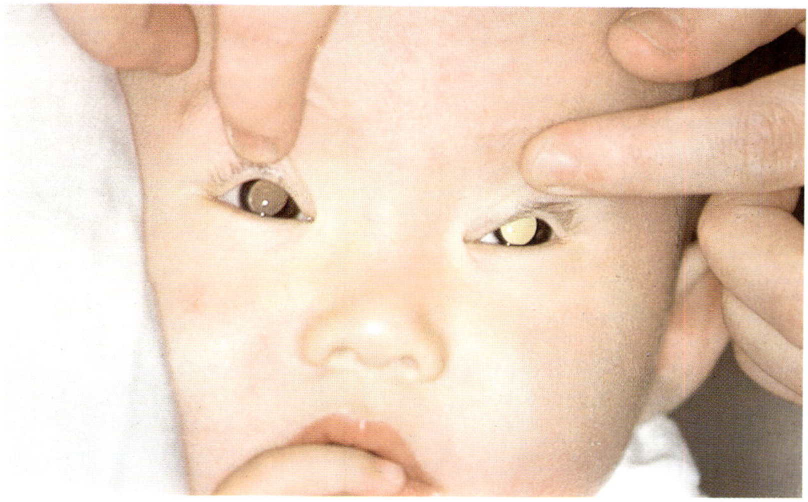

Abb. 8.1
Beidseitiges Retinoblastom. Die vorderen Augenabschnitte sind beidseits unauffällig.

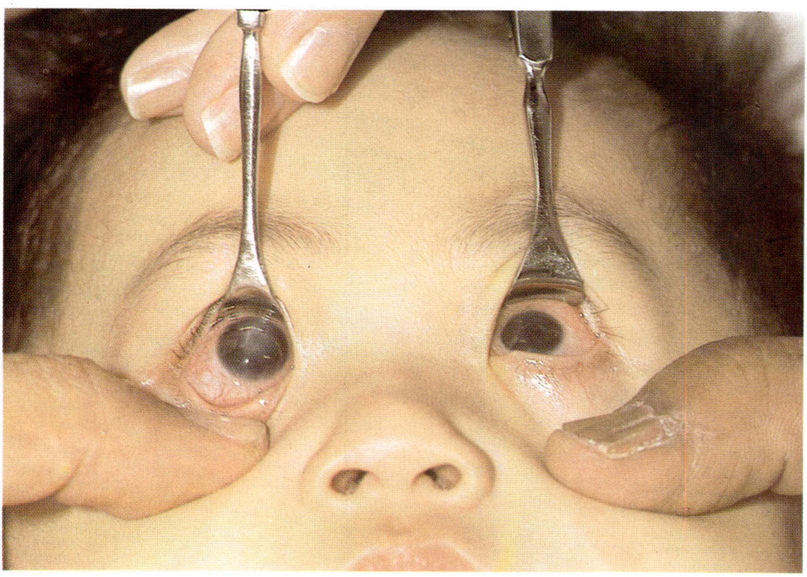

Abb. 8.2
Retrolentale Fibroplasie. Ferner Mikrokornea des linken Auges.

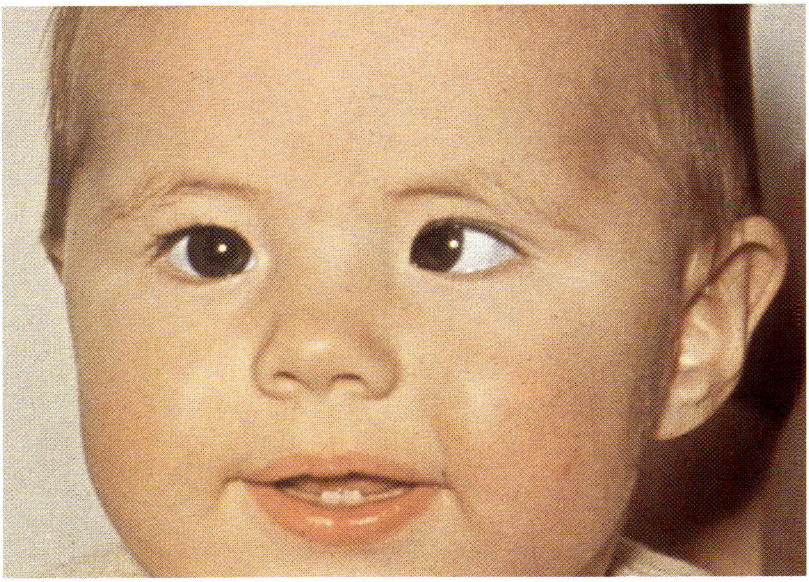

Abb. 8.3
Linksseitiges, angeborenes konvergentes Schielen.

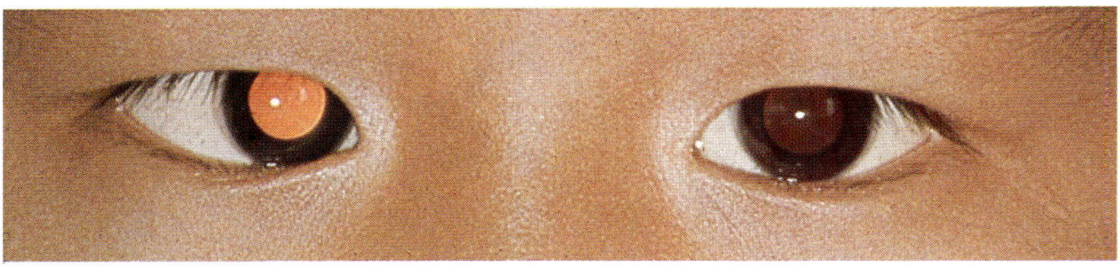

Abb. 8.4
Rechtsseitiges konvergentes Schielen infolge eines Retinoblastoms. Man beachte die weiße Pupille.

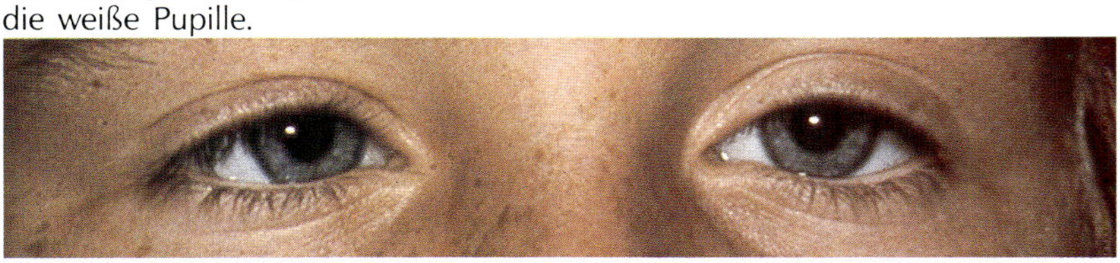

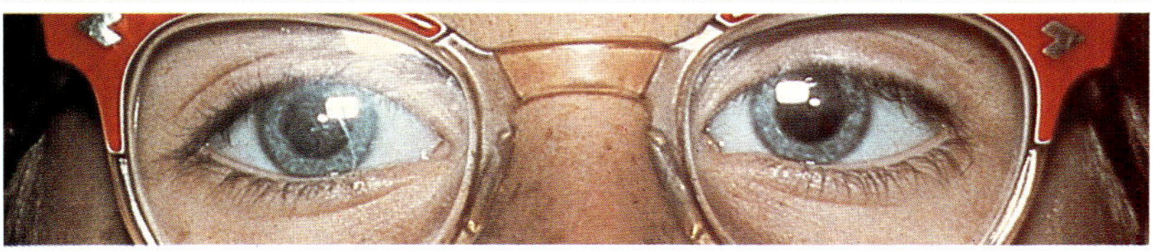

Abb. 8.5 A und Abb. 8.5 B
Rechtsseitiges akkommodatives konvergentes Schielen. Nach Ausgleich der Hyperopie mit entsprechender Brille, Orthostellung der Augen.

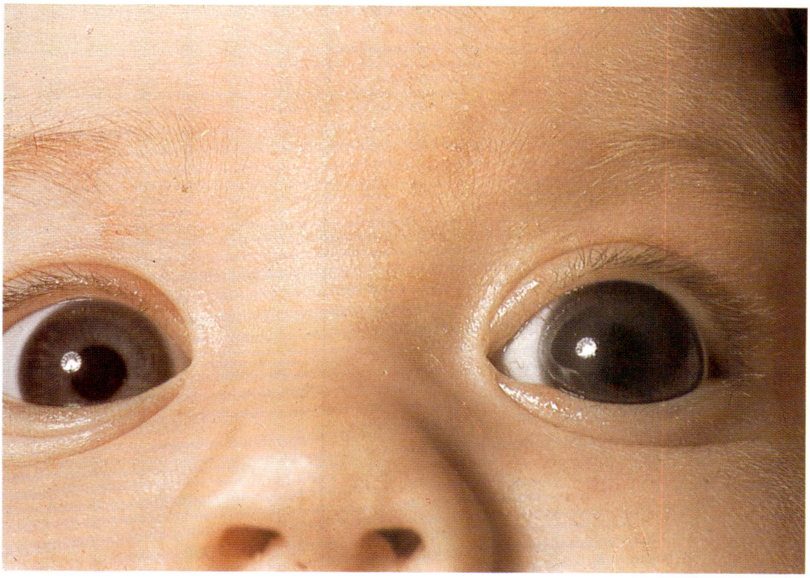

Abb. 8.6
Angeborenes Glaukom mit vergrößertem Hornhautdurchmesser links (Buphthalmus).

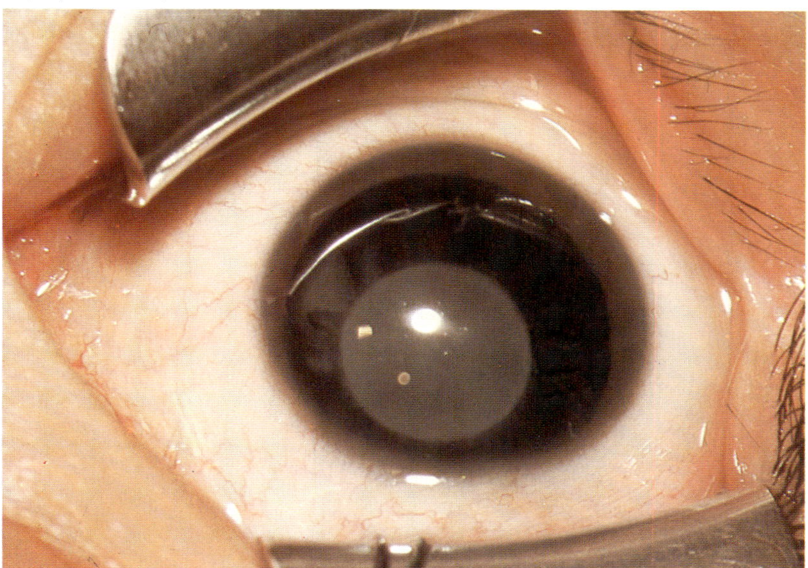

Abb. 8.7
Angeborene Katarakt, vorderer Polstar.

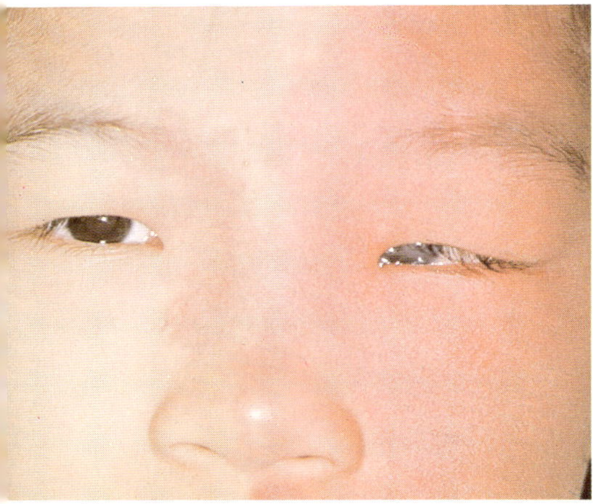

Abb. 8.8
Linksseitiges kapilläres Hämangiom des Gesichtes mit Glaukom des linken Auges bei Sturge-Weber-Syndrom.

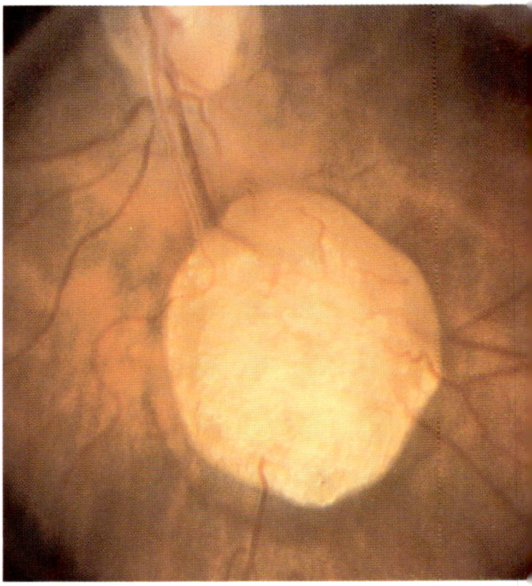

Abb. 8.9
Kugelförmiger Netzhauttumor bei turberöser Hirnsklerose.

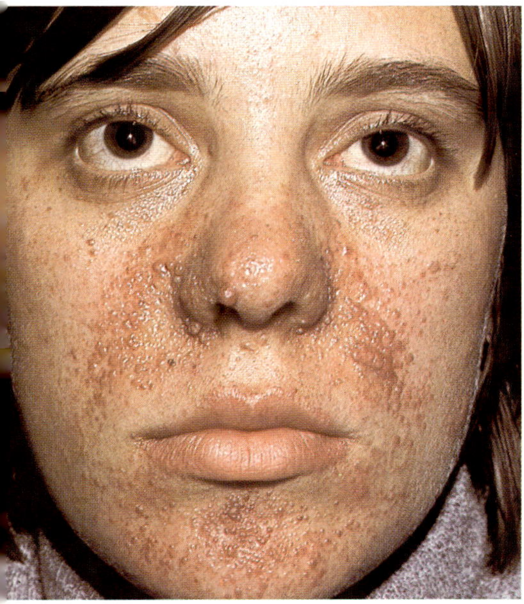

Abb. 8.10
Typische schmetterlingsförmige Ausbreitung des Adenoma sebaceum.

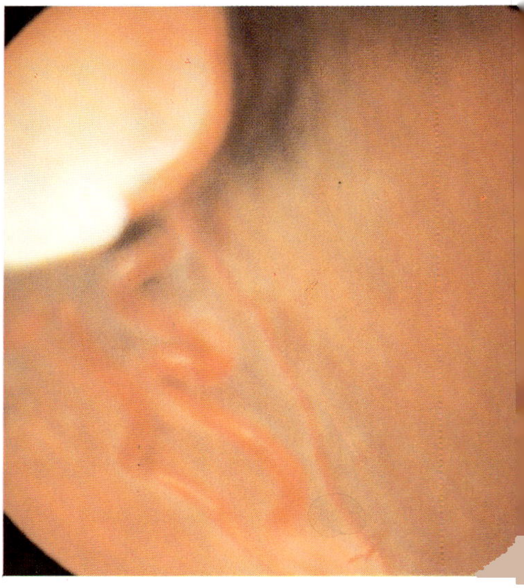

Abb. 8.11
Erhabenes, kugelförmiges Hämangiom mit großen versorgenden Gefäßen im Netzhautbereich bei der von Hippel-Lindauschen-Krankheit.

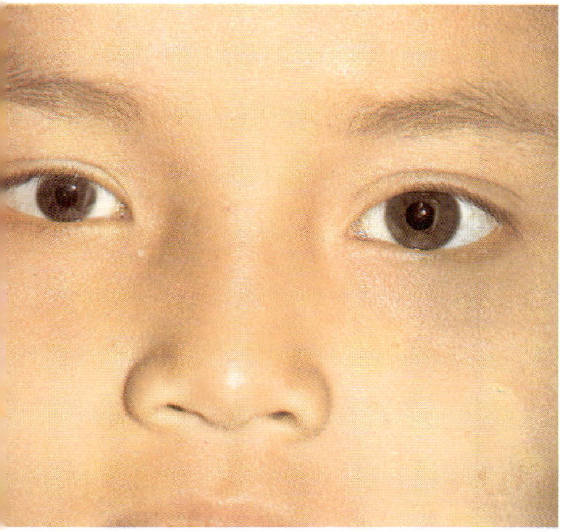

Abb. 8.12
Mikrophthalmus rechts.

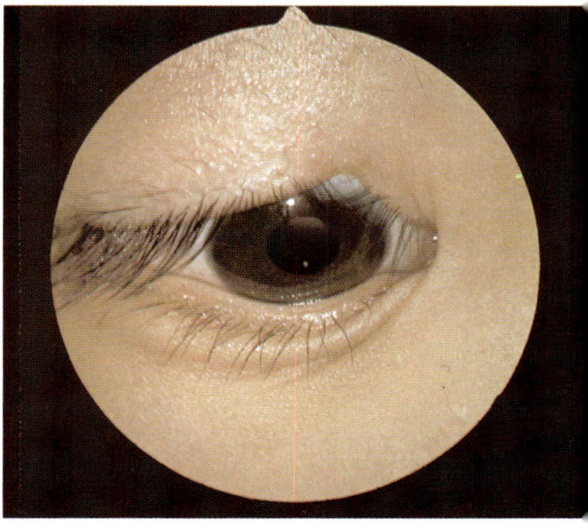

Abb. 8.13
Angeborenes Kolobom des rechten Oberlides.

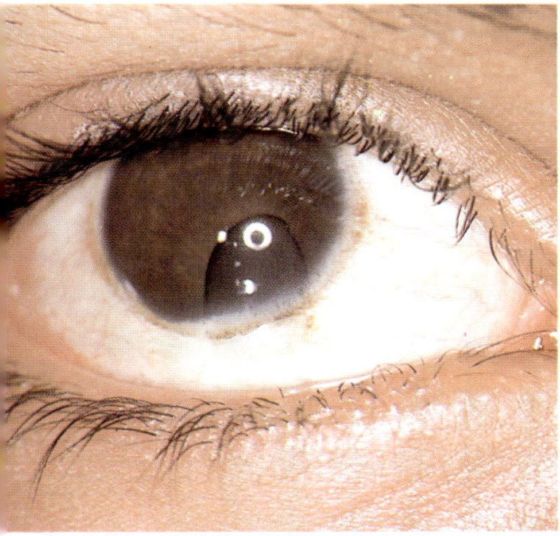

Abb. 8.14
Inferiores, nasal gelegenes Iriskolobom.

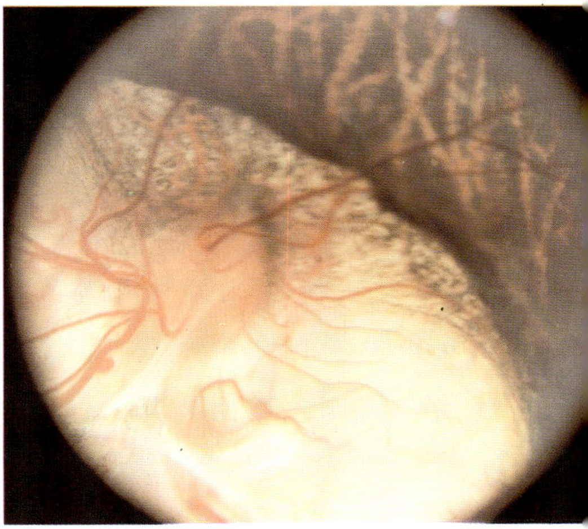

Abb. 8.15
Großes Aderhautkolobom, welches Papille und Makula einbezieht.

9

AUGENVERLETZUNGEN

EINLEITUNG

Verletzungen der Augen sind häufig. In manchen Fällen genügt es, den Patienten über die Harmlosigkeit der Verletzung aufzuklären. Andererseits kann eine Verletzung so schwer sein, daß sie zum Verlust des Auges führt.

Man unterscheidet folgende Verletzungsursachen:

1. Chemische Schädigungen (z.B. Verätzungen).
2. Fremdkörperverletzungen
3. Verletzungen durch scharfe Gegenstände.
4. Stumpfe Verletzungen.
5. Augenverletzungen im Gefolge von Schädelverletzungen.
6. Verblitzung des Auges

Bei der Erstuntersuchung ist es von größter Wichtigkeit den aktuellen Visus zu bestimmen. Zum einen zur Beurteilung der Funktion, zum anderen aus forensischen Gründen. Das verletzte Auge sollte sorgfältig untersucht werden. Bei Verdacht auf perforierende Verletzung der Hornhaut oder der Sklera ist allerdings Zurückhaltung geboten, da eine eingehende Untersuchung weiteren Schaden verursachen kann. In diesem Fall sollten antibiotische Augentropfen verabreicht und das Auge mit einem sterilen Tupfer oder Augenverband abgedeckt werden. Anschließend sollte der Patient unverzüglich in augenärztliche Behandlung gebracht werden.

VERHÜTUNG VON AUGENVERLETZUNGEN

Die meisten Augenverletzungen wären bei entsprechenden Vorsichtsmaßnahmen vermeidbar. Es gehört mit zu den Aufgaben des Arztes Ratschläge zur Unfallverhütung zu erteilen.

Augenverletzungen durch Chemikalien kommen in Labors und chemischen Industriebetrieben vor. Aufsichtspersonen, Ausbilder, Lehrlinge und Arbeiter sollten darauf hingewiesen werden, daß in jedem Fall, in dem eine Chemikalie ins Auge gelangt ist, das Auge so schnell wie möglich mit Augenspülflüssigkeit oder Leitungswasser gespült werden muß. Fremdkörperverletzungen in Industriebetrieben lassen sich durch Tragen von Schutzbrillen oder durch spezielle Schutzvorrichtungen verhindern. Bei kleinen Kindern lassen sich Stichverletzungen der Augen durch spitze Instrumente am besten dadurch vermeiden, daß man derartige Instrumente für kleine Kinder unerreichbar aufbewahrt. Durch Anlegen der Sicherheitsgurte im Auto und, sofern man Brillenträger ist, Tragen einer Brille mit nicht splitternden Gläsern bzw. Kunststoffgläsern, können bei einem eventuellen Verkehrsunfall Gesichts- und Augenschnittwunden vermieden werden.

VERLETZUNGEN DURCH CHEMIKALIEN

Bei Augenverätzungen durch Chemikalien ist eine rasche Behandlung erforderlich. Das betroffene Auge muß mit viel Wasser über mindestens 5 Minuten, in schweren Fällen auch länger gespült werden. Das Spülen ist außerordentlich wichtig, weil durch sofortige Verdünnung der Chemikalie die Folgeschäden am Auge geringer gehalten werden können. Man sollte keine Zeit mit der Bestimmung der chemischen Substanz verlieren.

Der Patient klagt meist über starke Schmerzen. Ist ein Lidkrampf vorhanden, müssen Lokalanästhetika angewandt werden um das Auge richtig untersuchen zu können. Bei Kalk-Verätzungen ist darauf zu achten, daß auch aus den Umschlagfalten der Konjunktiven sämtliche Kalkpartikel entfernt werden, da diese später gefährliche Komplikationen verursachen können. Das Auge sollte anschließend gründlich mit steriler Kochsalzlösung gespült werden. Außer bei Bagatellverletzungen sollte der Patient immer auch vom Augenarzt untersucht werden.

FREMDKÖRPERVERLETZUNGEN

Fremdkörperverletzungen kommen besonders in Industriebetrieben vor, in denen an Drehmaschinen oder mit Hammer und Meißel gearbeitet wird.

Klagt ein Patient über ein Fremdkörpergefühl im Auge und ist kein Fremdkörper auf der Hornhaut zu sehen, sollte das Oberlid ektropioniert werden, da der Fremdkörper auch an der Konjunktiva des Oberlides haften kann. Die Untersuchung läßt sich nach Verabreichung anästhesierender Augentropfen leichter durchführen.

Für das weitere Vorgehen ist die Lokalisation des Fremdkörpers entscheidend. Liegt er in der Peripherie, kann er in den meisten Fällen auch vom Nicht-Augenarzt problemlos entfernt werden. Liegt der Fremdkörper dagegen zentral im Bereich der Hornhaut, so sollte die Entfernung unter dem Operationsmikroskop erfolgen und vom Augenarzt vorgenommen werden, damit eine größere Hornhautschädigung beim Eingriff vermieden wird. Jede Narbenbildung im zentralen Hornhautbereich beeinträchtigt das Sehen.

Bleiben nach Entfernung eines Eisen-Fremdkörpers Rosthöfe zurück, sollten auch diese sorgfältig entfernt werden, da sie zu rezidivierenden Reizzuständen des Auges führen können. Anschließend verabreicht man zur Infektionsprophylaxe lokal antibiotische Augentropfen oder -salben. Es empfiehlt sich für einen Tag einen Augenverband zu verordnen.

Intraokularer Fremdkörper

Trifft ein Fremdkörper mit entsprechender Wucht auf das Auge, so kann es zur Perforation kommen. Unter bestimmten Umständen führt dies zur Erblindung:

1. durch direkte Schädigung, z. B. Hornhauttrübung, Hyphaema, Katarakt oder Glaskörperblutung
2. durch Infektion und nachfolgende Panophthalmie
3. durch Verbleiben des Fremdkörpers im Auge. Eisen- oder Stahlsplitter können im Laufe der Zeit verrosten und eine Siderosis hervorrufen. Kupferpartikel verhalten sich ähnlich und verursachen die sogenannte Chalkosis. In beiden Fällen ist die Schädigung des Auges irreversibel.

Glassplitter dagegen sind inert und können über Jahre im Auge verbleiben, ohne daß es zu Komplikationen kommt.

Oft gibt der Patient an, daß die Augenverletzung durch einen Fremdkörper verursacht worden sei, im Augenblick aber keinerlei Beschwerden bestünden. In dieser Situation ist es besonders wichtig, daß das Auge genau untersucht wird. Bei Verdacht auf intraokularen Fremdkörper müssen Röntgenuntersuchungen durchgeführt werden. Kann ein Fremdkörper nicht mit Sicherheit ausgeschlossen werden, sollte der Patient zur weiteren Diagnostik bzw. Behandlung an einen Augenarzt überwiesen werden.

Zur Infektionsprophylaxe werden Antibiotika verabreicht. Intraokulare Fremdkörper aus Eisen oder Kupfer müssen chirurgisch entfernt werden, da sie eine Siderosis bzw. Chalkosis verursachen und damit einen Funktionsverlust des Auges zur Folge haben.

VERLETZUNG DURCH SCHARFE GEGENSTÄNDE

Perforierende Verletzungen

Perforierende Augenverletzungen werden meist durch scharfe oder spitze Gegenstände verursacht. Ein Visusverlust kann als Folge einer direkten Schädigung der Hornhaut oder Linse auftreten oder durch intraokulare Blutungen oder Netzhautverletzungen verursacht werden.

In der Regel berichtet der Patient von einer Verletzung des Auges durch einen scharfen oder spitzigen Gegenstand. Der Patient klagt über Schmerzen, vermehrten Tränenfluß und Photophobie. Bei Irisprolaps kann die Pupille deformiert sein.

Die Behandlung sollte möglichst schnell begonnen werden. Nach Reinigung des Verletzungsgebietes werden lokal antibiotische Augentropfen verabreicht. Das Auge wird mit einem sterilen Tupfer oder einem Augenverband abgedeckt um die Lider ruhig zu stellen. Von einer eingehenden Untersuchung des Auges ist in diesem Zustand abzuraten, da durch die Untersuchung der Schaden verschlimmert werden kann. Der Patient sollte zum Augenarzt bzw. in eine Augenklinik gebracht werden da chirurgische Versorgung notwendig ist.

Sympathische Ophthalmie

In seltenen Fällen kommt es nach einer perforierenden Augenverletzung zu einer Miterkrankung des zweiten, unverletzten Auges im Sinne einer beidseitigen granulomatösen Uveitis. Die Entzündung entwickelt sich frühestens zehn Tage nach der Verletzung, in manchen Fällen auch erst nach Jahren. Es kann sowohl das verletzte als auch das unverletzte Auge betroffen sein.

Da die Erkrankung zur beidseitigen Erblindung führen kann, sollte ein nach schwerer perforierender Verletzung vollständig erblindetes Auge innerhalb von zehn Tagen enukleiert werden. Damit scheint die Gefährdung des nicht verletzten Auges geringer zu sein. Durch Anwendung von Steroiden kann der Verlauf günstig beeinflußt werden.

Lidverletzungen

Verletzungen der Augenlider kommen häufig vor. Lidrandverletzungen müssen besonders sorgfältig genäht werden, damit später keine Lidfehlstellung auftritt. Die Wundversorgung sollte von einem Augenarzt oder plastischen Chirurgen durchgeführt werden. Das kosmetische Ergebnis hängt entscheidend vom Können des Chirurgen ab.

Bei Lidverletzungen sollte man immer daran denken, daß auch der Augapfel betroffen sein kann. Ein besonderes Problem stellt die Verletzung des Tränenröhrchens im medialen Bereich des Unterlides dar. Die Tränenflüssigkeit fließt größtenteils über das untere

Tränenröhrchen (Canaliculus lacrimalis inferior) ab. Eine Zerstörung dieses Abflußweges hat ein "tränendes Auge" zur Folge. Ein abgerissenes Tränenröhrchen muß sorgfältig über einer Sonde vernäht werden, am besten unter Zuhilfenahme des Operationsmikroskopes. Die Chance, den Tränenabflußweg zu erhalten, ist unter diesen Voraussetzungen recht gut. Erfolgt keine rechtzeitige chirurgische Versorgung, besteht die Gefahr, daß das Tränenröhrchen durch Narbenbildung so verzogen wird, daß eine spätere Korrektur unmöglich wird.

Hornhauterosion, Erosio corneae

Ursache ist oft eine Verletzung mit den Fingernägeln. Auch beim Tragen harter Kontaktlinsen kann eine Hornhauterosion auftreten.

Das klinische Bild ist durch vermehrten Tränenfluß, Schmerzen, Rötung des Auges und Photophobie gekennzeichnet. Die Untersuchung wird oft durch einen Lidspasmus erschwert. Zur Vereinfachung empfiehlt es sich ein Lokalanästhetikum ins Auge einzutropfen. Bereits nach einigen Sekunden bessert sich die Symptomatik deutlich, wenn auch nur vorübergehend. Die Erosion der Hornhaut kann durch Fluoreszein-Natrium leuchtend grün angefärbt werden.

Zur Infektionsprophylaxe verabreicht man antibiotische Augentropfen. Das Auge wird mit einem Augenverband ruhig gestellt. Hornhauterosionen heilen schnell zu. Auch größere Defekte können innerhalb von 24 Stunden völlig verschwinden.

STUMPFE AUGENVERLETZUNGEN

Stumpfe Verletzungen können unterschiedliche Schädigungen des Auges bewirken. Eine recht häufige Folge einer stumpfen Augenverletzung ist das Hyphaema. Es handelt sich um eine Blutung in die vordere Augenkammer aus einem verletzten Blutgefäß der Iris. Das Blut sammelt sich am tiefsten Punkt der Vorderkammer. Bei der Inspektion fällt ein horizontaler Blutspiegel auf. Die Pupille ist oft mäßig erweitert und reaktionslos infolge einer Schädigung des Sphinkters. Man spricht auch von einer traumatischen Mydriasis oder traumatischen Iridoplegie.

Ein Hyphaema darf nicht übersehen werden. Wenn die Blutung nicht zum Stehen kommt, entwickelt sich ein Sekundärglaukom mit blutiger Verfärbung der Cornea. Das Hyphaema gehört zu den ophthalmologischen Notfällen. Die Behandlung sollte stationär erfolgen. Der Patient muß Bettruhe einhalten, damit eine weitere Blutung vermieden wird.

Bei Verdacht auf Sekundärglaukom kann es notwendig werden, das Blut aus der vorderen Kammer chirurgisch zu entfernen.

Katarakt, Linsenverlagerung, Makulaschädigung, Glaskörperblutung und Netzhautablösung können weitere Komplikationen einer stumpfen

Augenverletzung sein. Deshalb sollte bei jeder Kontusionsverletzung eine augenärztliche Untersuchung erfolgen.

Blow-out-Fraktur

Bei stumpfer Augenverletzung kann es vorkommen, daß der Augapfel selbst unverletzt bleibt, jedoch die dünne Orbitawand, meist der Orbitaboden, einbricht. Dabei kann Inhalt der Orbitahöhle in die Kieferhöhle vorgetrieben werden. Meist sind der M. rectus inferior und M. obliquus inferior betroffen. Der Patient sieht in diesem Fall Doppelbilder. Der Blick nach oben ist beeinträchtigt. Bei Verdacht auf Blow-out-Fraktur ist eine genaue Abklärung erforderlich. In der Regel muß chirurgisch behandelt werden.

AUGENVERLETZUNGEN BEI SCHÄDELHIRNTRAUMEN

Es kommt immer wieder vor, daß Augenverletzungen bei Schädelhirntraumen übersehen werden, da die Untersuchung des Auges durch ein ausgeprägtes Lidödem erschwert ist und die Aufmerksamkeit des Arztes sich zunächst auf andere Probleme richtet.

Häufige Augenverletzungen bei Schädelhirntrauma sind:

1. Schädigung der knöchernen Orbita. Blow-out-Fraktur
2. Schädigung des Sehnerven
3. Augenmuskellähmungen (durch direkte Schädigung der Muskeln oder der versorgenden Nerven)
4. Schädigung des Augapfels

Bei Patienten mit schweren Schädelhirntraumen sollten die Augen immer mituntersucht werden, insbesondere dann, wenn ein beidseitiges Orbitahämatom vorliegt.

Verblitzung des Auges

Werden Schweißarbeiten (besonders Lichtbogenschweißen) ohne ausreichenden Augenschutz durchgeführt, kann es durch die starke ultraviolette Lichteinwirkung innerhalb von ca. acht Stunden zu schwerer Photophobie, Blepharospasmus, Schmerzen und vermehrtem Tränenfluß kommen. Nicht nur die mit Schweißen beschäftigte Person, sondern auch Zuschauer können betroffen sein.

Zur leichteren Untersuchung wird ein Lokalanästhetikum in die Augen getropft. Der Arzt muß sich vergewissern, daß die Augensymptome nicht durch eine andere Augenverletzung bedingt sind. Bis zum Abklingen der Schmerzen und der Photophobie werden Analgetika verabreicht und ein Augenverband angelegt. Ansonsten reicht es aus, den Patienten zu beruhigen und ihm zu erklären, daß die Symptome normalerweise innerhalb von 24 Stunden abklingen.

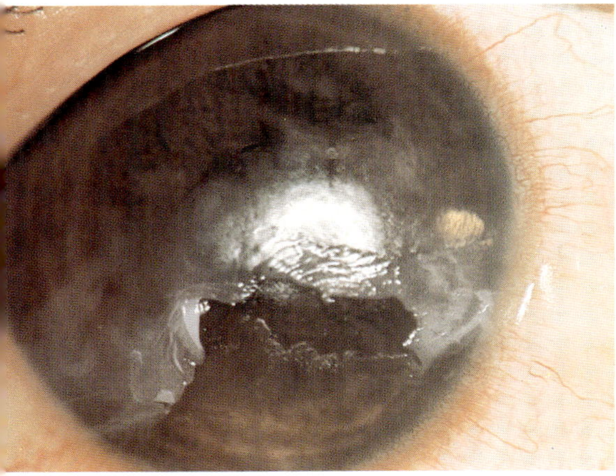

Abb. 9.1
Verätzung mit typischer Lokalisation im unteren Hornhautbereich.

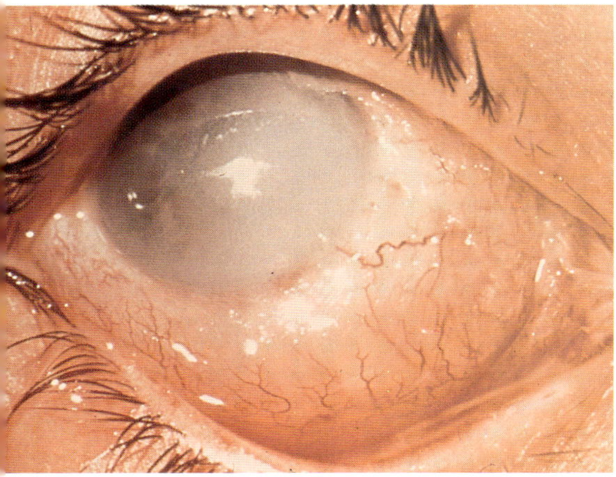

Abb. 9.2
Hornhauttrübung nach Kalkverätzung.

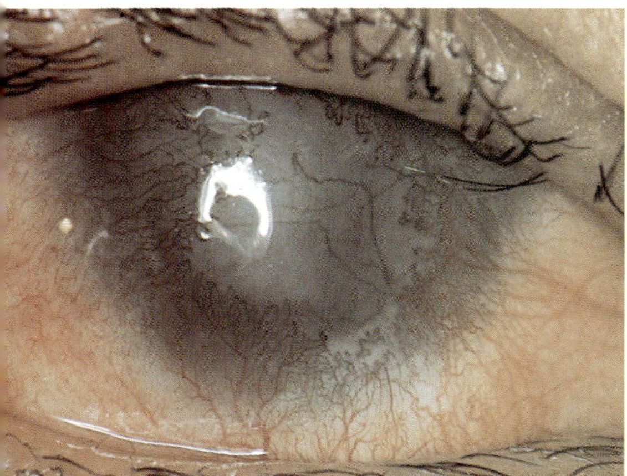

Abb. 9.3
Trübe, vaskularisierte Hornhaut nach schwerer Verätzung durch Chemikalien.

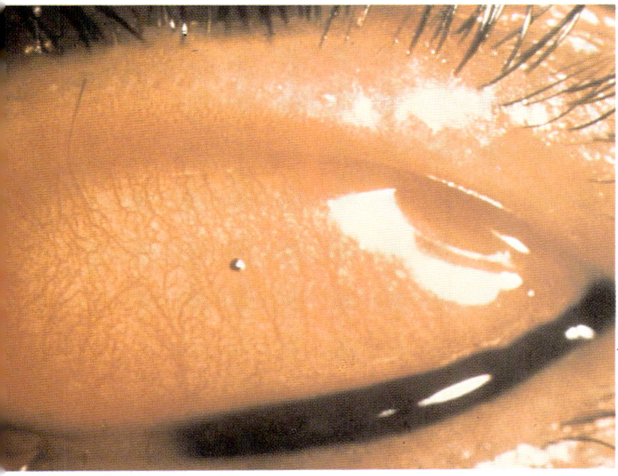

Abb. 9.4
Fremdkörper auf der Conjunctiva tarsi des Oberlides (Oberlid ektropioniert).

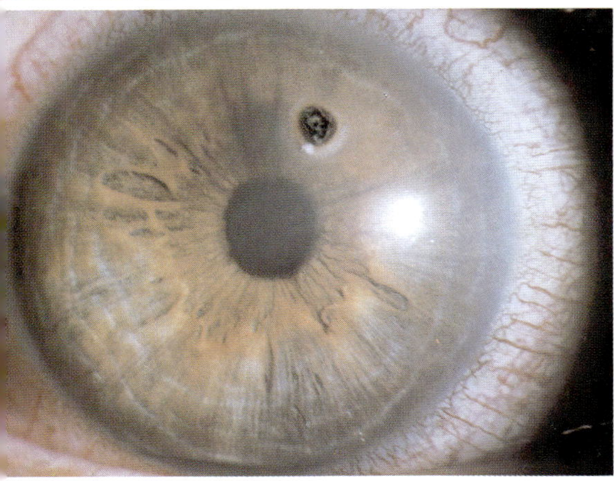

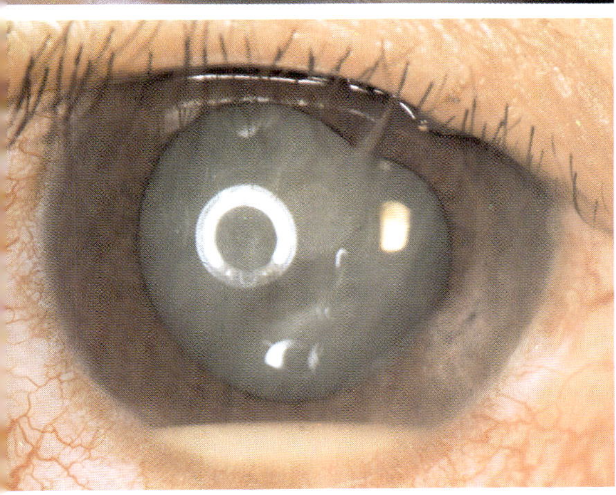

Abb. 9.6
Intraokularer Fremdkörper mit nachfolgender Katarakt und Sekundärinfektion mit Hypopyon (Eiter in der vorderen Augenkammer).

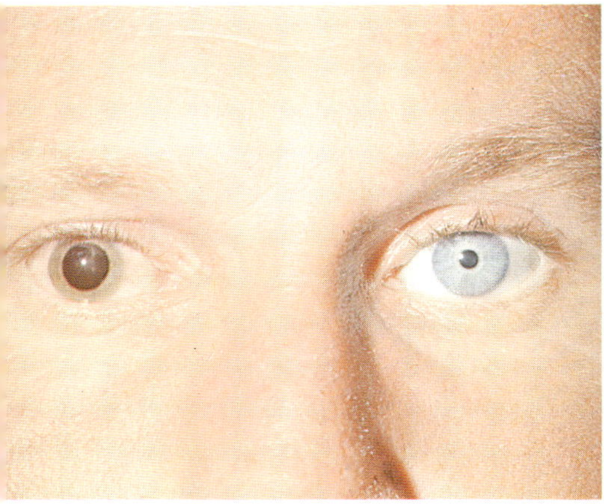

Abb. 9.7
Siderosis bulbi des rechten Auges als Folge eines im Auge verbliebenen Eisenpartikels.

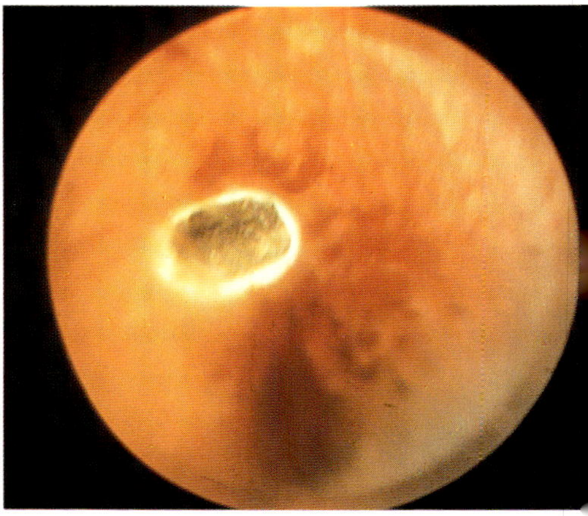

Abb. 9.8
Eisenpartikel im Glaskörper.

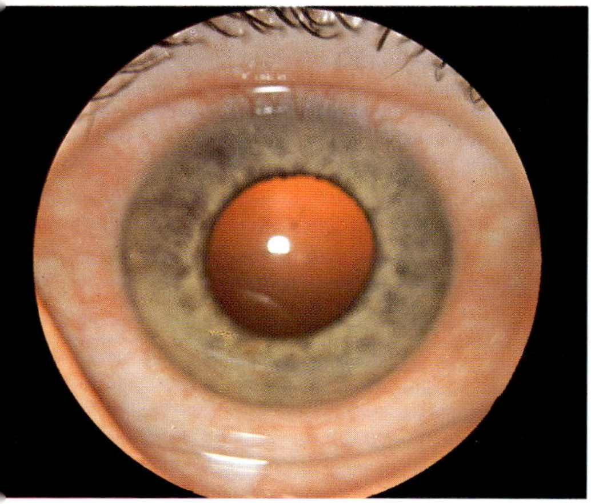

Abb. 9.9
Siderosis bulbi des rechten Auges. Die Farbe der Iris hat sich von blau nach braun verändert (gleicher Patient wie in Abb. 9.7).

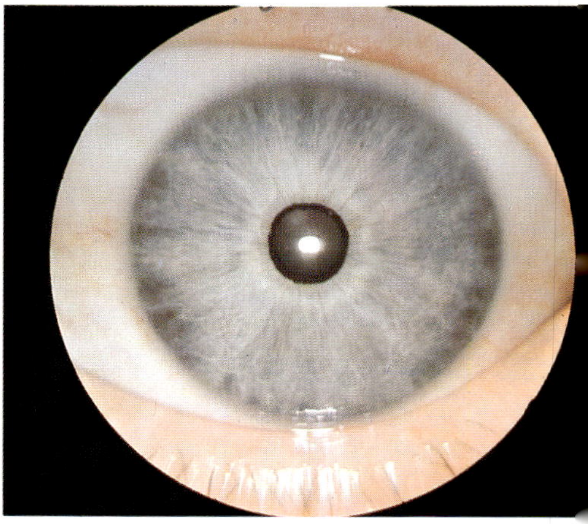

Abb. 9.10
Normales linkes Auge (gleicher Patient wie in Abb. 9.7).

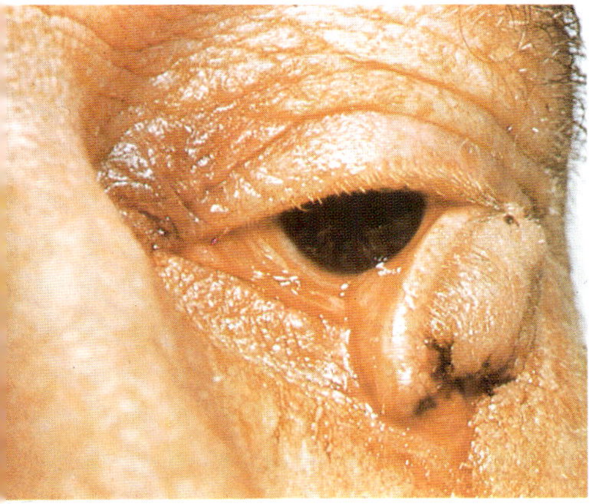

Abb. 9.11
Verletzung des Unterlides mit Verletzung des unteren Tränenröhrchens.

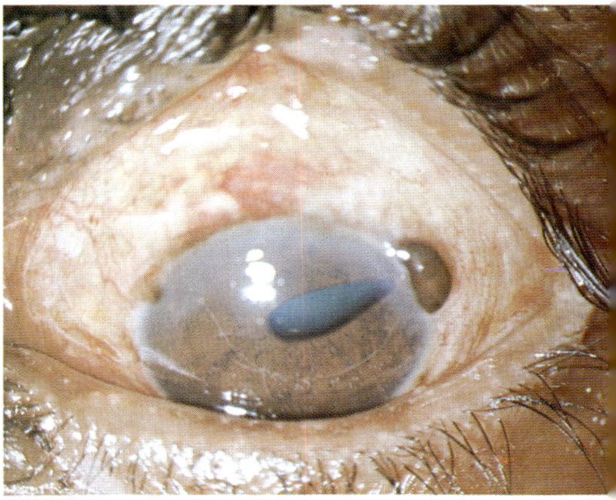

Abb. 9.12
Perforierende Hornhautverletzung mit Irisprolaps. Man achte auf die verzogene Pupille.

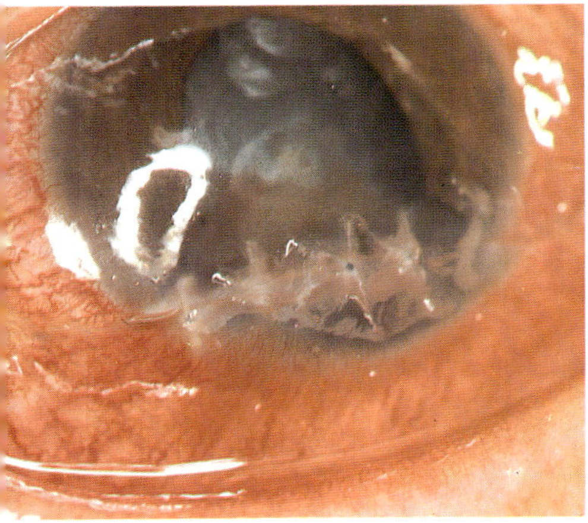

Abb. 9.13
Hornhautverletzung mit nachfolgender Katarakt.

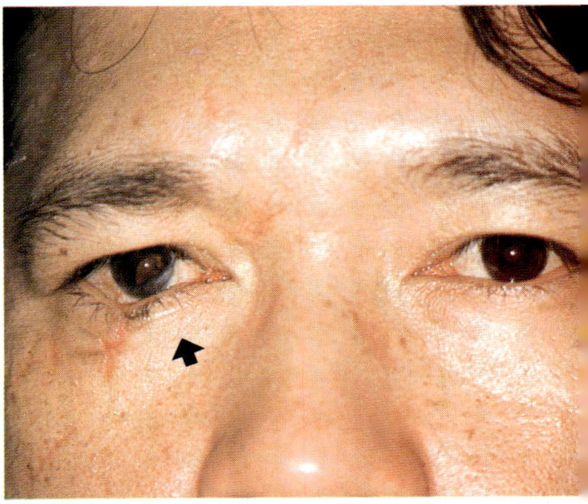

Abb. 9.14
Verletzung der Augenlider, Hornhaut und Sklera nach Autounfall.

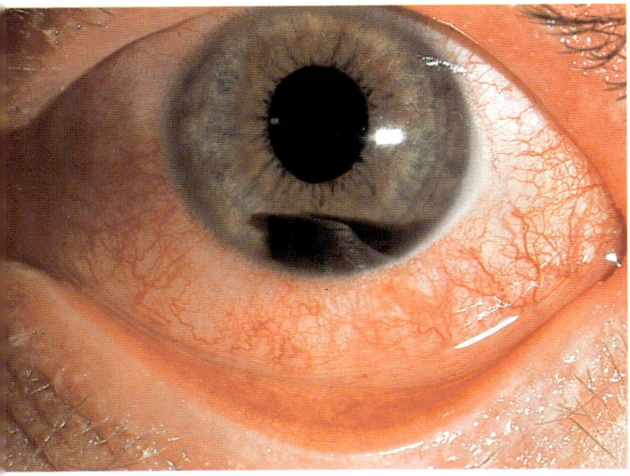

Abb. 9.15
Kleines Hyphaema (Blut in der vorderen Augenkammer). Man achte auf den charakteristischen Blutspiegel.

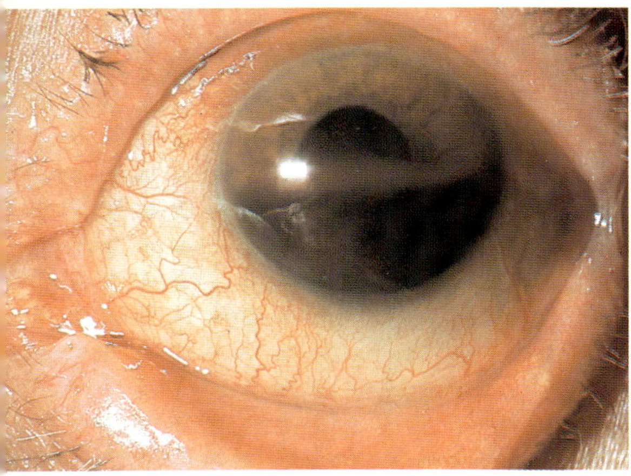

Abb. 9.16
Hyphaema, das mehr als die Hälfte der vorderen Augenkammer ausfüllt.

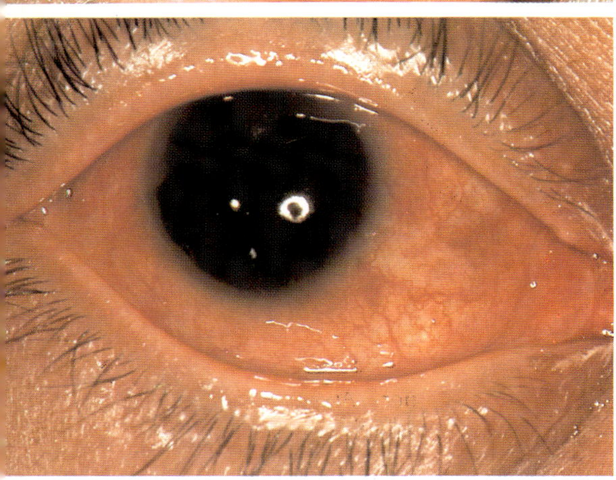

Abb. 9.17
Hyphaema, welches die vordere Augenkammer vollständig ausfüllt. Sekundärglaukom.

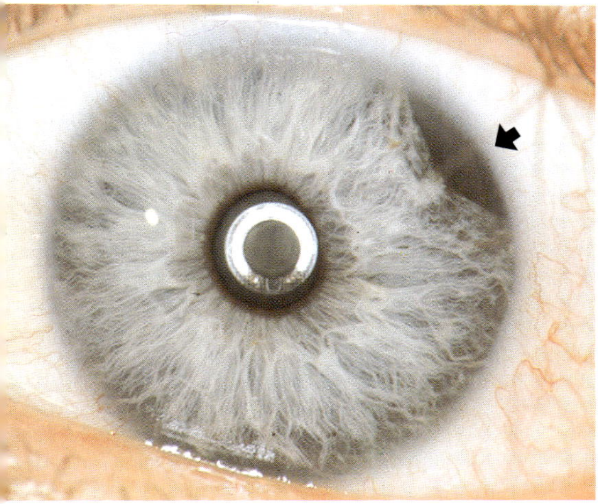

Abb. 9.18
Iridodialyse – Iriswurzelabriß

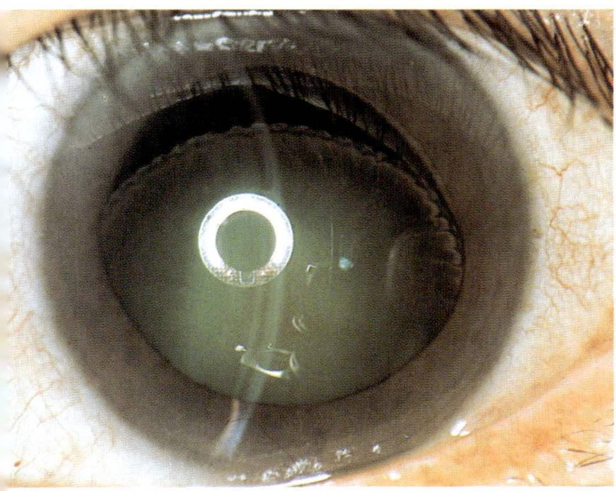

Abb. 9.19
Linsenverlagerung.

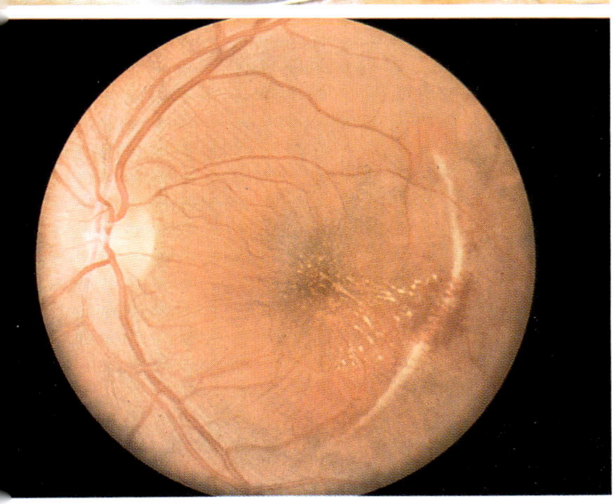

Abb. 9.20
Commotio retinae mit typischem bogenförmigen Choroidearíß temporal der Makula, traumatisches Makulaödem.

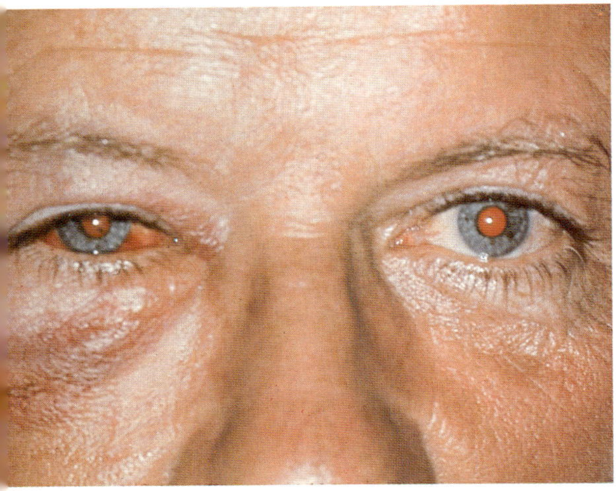

Abb. 9.21
Rechtsseitiges Unterlidhämatom und ödematöse Schwellung bei subkonjunktivaler Blutung.

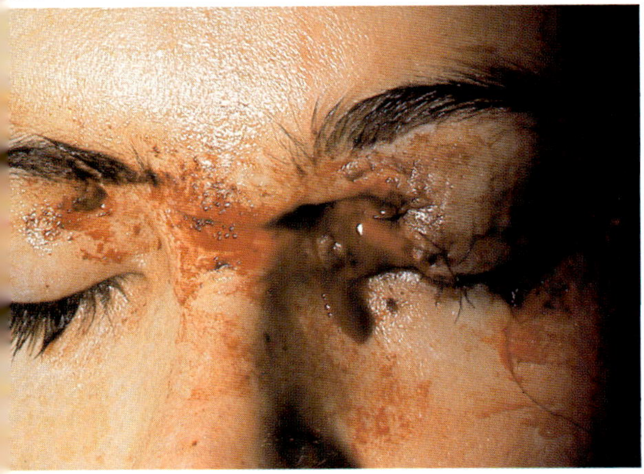

Abb. 9.22
Multiple Verletzung der Lider und des Gesichts durch Glassplitter bei Autounfall (Patient war nicht angeschnallt). Auch die Hornhaut ist verletzt.

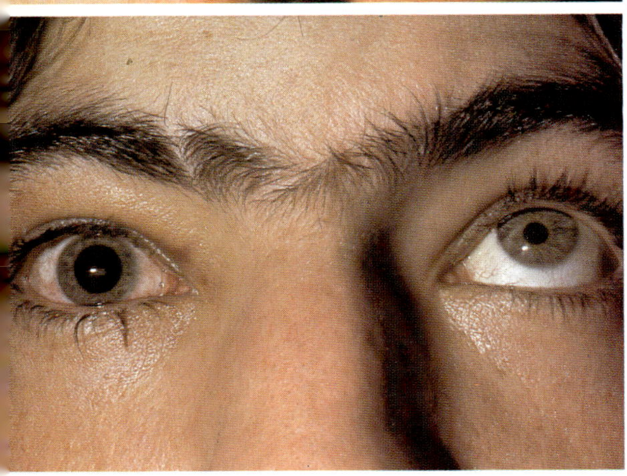

Abb. 9.23
Blow-out-Fraktur rechts mit Einschränkung der Augenbeweglichkeit beim Blick nach oben (die weite Pupille rechts ist durch Mydriatikum bedingt).

10

REFRAKTIONSANOMALIEN

EINLEITUNG

Refraktionsanomalien sind Abweichungen von der physiologischen Norm, bei denen das optische System des Auges nicht in der Lage ist, das Bild auf die Netzhaut zu fokussieren. Um ein scharfes Bild zu erhalten, muß in den meisten Fällen ein Korrekturglas vor das Auge gesetzt werden.

Aus kosmetischen Gründen werden heute vielfach Kontaktlinsen einer Brille vorgezogen. Verwendet jemand Kontaktlinsen, muß er bestimmte Vorsichtsmaßnahmen beachten, damit es zu keinen Schäden am Auge kommt.

REFRAKTIONSANOMALIEN

Myopie

Bei der Myopie (Kurzsichtigkeit) werden parallel einfallende Strahlen, also die Bildpunkte entfernter Objekte vor der Netzhaut vereinigt. Beim Blick in die Ferne ist das Bild unscharf. Das Nahsehvermögen ist normal.

Man unterscheidet die einfache, gutartige Myopie, bei der es zu keinen Augenhintergrundsveränderungen kommt, von der progressiven, fortschreitenden, malignen Myopie mit zunehmenden degenerativen Augenhintergrundsveränderungen. Bei der gutartigen Myopie, bei der die Sehfähigkeit erhalten bleibt, handelt es sich um eine physiologische Variante, die durch entsprechende Brillengläser korrigiert werden kann.

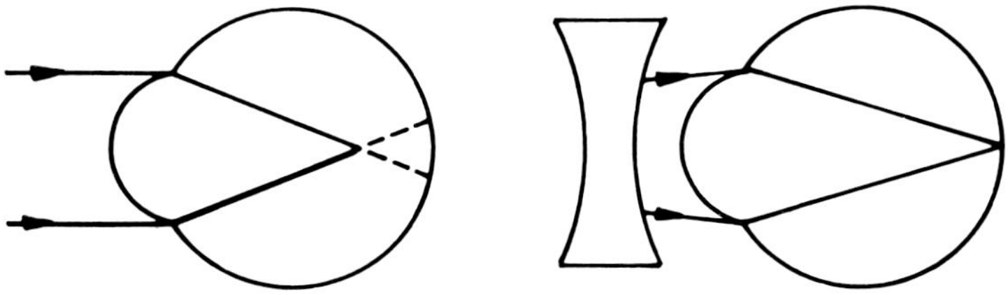

Abb. 10.1
Myopie, Korrektur mit Konkavlinse.

Hyperopie (Hypermetropie)

Bei der Hyperopie (Weitsichtigkeit) werden parallel einfallende Strahlen hinter der Retina vereinigt. Das Bild eines entfernten Objektes liegt also hinter der Netzhaut. Beim jungen Menschen kann die Weitsichtigkeit durch die gute Akkommodationsleistung der Augenlinse kompensiert werden. Im höheren Alter jedoch nehmen die akkommodativen Fähigkeiten ab. Der Patient ist dann nicht mehr fähig den optischen Fehler zur kompensieren. Es kommt zunächst zu Problemen beim Nahsehen und später auch beim Sehen in die Ferne. Der Hyperope braucht daher früher als der Normalsichtige eine Lesebrille. Zudem wird später meist eine Fernbrille benötigt.

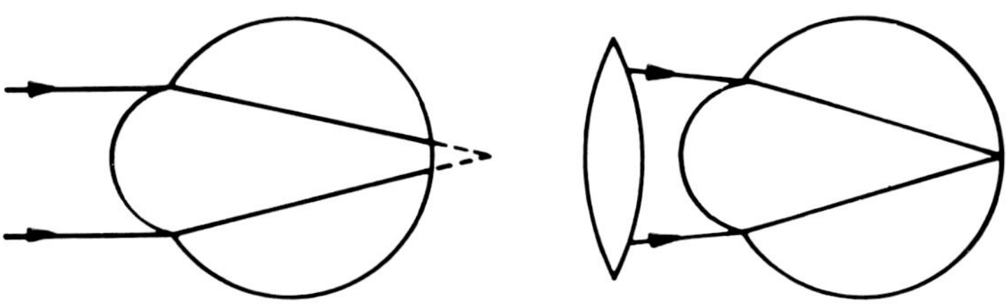

Abb. 10.2
Hyperopie, Korrektur mit konvexer Linse.

Astigmatismus

Beim Astigmatismus ist keine punktförmige Vereinigung parallel ins Auge fallender Strahlen möglich, da entweder die Hornhaut oder die Linse nicht ganz sphärisch ist, d.h., daß ein Meridian eine stärkere Krümmung aufweist als der andere. Bei starkem Astigmatismus ist sowohl das Fern- als auch das Nahsehvermögen beeinträchtigt. Die Korrektur erfolgt mit Zylindergläsern.

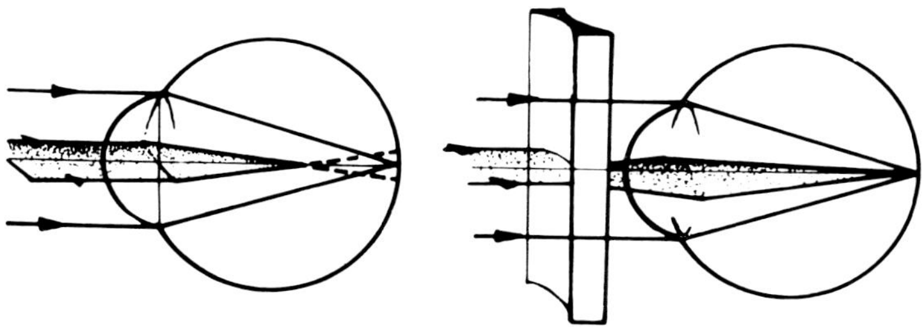

Abb. 10.3
Astigmatismus, Korrektur mit Zylinderglas.

Presbyopie

Unter Presbyopie versteht man ein altersbedingtes Nachlassen der Akkomodationsfähigkeit. Die Akkomodationsbreite eines Kindes ist beträchtlich. Im Laufe der Jahre nimmt jedoch die Fähigkeit der Linse beim Nahsehen die erforderliche Kugelform anzunehmen immer mehr ab. Der Nahpunkt rückt weiter in die Ferne. Der Nahausgleich muß mit Brillengläsern erfolgen. Das Fernsehvermögen ist unvermindert gut. Ist ein Fern- und Nahausgleich erforderlich, können Zweistärkengläser bzw. Mehrstärkengläser verordnet werden.

"ÜBERANSTRENGUNG DER AUGEN"

Bei unkorrigierten Refraktionsanomalien oder nach Verordnung falscher Korrekturgläser können Symptome wie rote Augen, Verschwommensehen, Tränenfluß, Übermüdung der Augen und Kopfschmerzen, besonders im Augen- und Stirnbereich aber auch diffus auftreten. Insbesondere beim Lesen, Autofahren oder anderen Beschäftigungen, die ein konzentriertes Sehen erfordern, kommt es zu Überanstrengungserscheinungen der Augen. Refraktionsanomalien werden individuell sehr unterschiedlich toleriert. Manche Patienten reagieren bereits auf eine minimale Änderung der Brillenstärke, während andere selbst durch erhebliche Refraktionsanomalien nicht beeinträchtigt scheinen.

Überanstrengungserscheinungen der Augen können auch durch ein muskuläres Ungleichgewicht, eingeschränkte Konvergenzfähigkeit, neurologische Störungen, verschiedene Medikamente und in manchen Fällen durch systemische Erkrankungen bedingt sein.

Beim presbyopen Patienten lassen sich derartige Symptome durch Verwendung einer Lesebrille meist bessern. Der Patient sollte aber auch auf eine ausreichend gute Beleuchtung beim Lesen achten.

KONTAKTLINSEN

Die neuen Kontaktlinsen bestehen aus weichem oder hartem Kunststoff. Man spricht auch von weichen und harten Kontaktlinsen.

Vom optischen Gesichtspunkt her gesehen haben Kontaktlinsen die gleiche Funktion wie Brillengläser. Sie machen bei Refraktionsanomalien eine scharfe Abbildung auf der Netzhaut möglich.

Es gibt verschiedene Gründe für das Tragen von Kontaktlinsen. Besonders bei jüngeren, myopen Frauen steht der kosmetische Gesichtspunkt im Vordergrund. Dafür werden einige Unannehmlichkeiten in Kauf genommen.

Sportler ziehen Kontaktlinsen einer Brille vor, da sie nicht beschlagen und die Bewegungsfreiheit nicht einengen.

Weiche Kontaktlinsen werden therapeutisch eingesetzt um eine schwer heilende Hornhautulzeration abzudecken oder um Beschwerden bei chronischer Erkrankung des Hornhautepithels zu lindern.

Komplikationen

Komplikationen werden hauptsächlich bei harten Kontaktlinsen beobachtet, wenn die Linsen zu lange getragen werden. Es kommt zu einem Hornhautödem. Gewöhnlich gibt der Patient an, daß er die Linsen länger als üblich getragen hatte. Klinische Zeichen sind Schmerzen, Tränenfluß und Photophobie bis hin zum Lidkrampf (Blepharospasmus). Bei weichen Kontaktlinsen kann es zu Infektionen und Hornhautulzerationen kommen. Jeder Kontaktlinsenträger, der über Schmerzen oder Augenbeschwerden klagt, sollte zum Ausschluß von Hornhautveränderungen vom Augenarzt untersucht werden.

Aphakie

Man versteht darunter die Linsenlosigkeit des Auges, z.B. nach Verletzung oder Kataraktoperation. Um ein scharfes Bild auf der Netzhaut zu entwerfen, wird die fehlende Brechkraft der Linse durch ein stark konvexes Glas (+11 bis +12 Dioptrien) ausgeglichen. Das dicke Brillenglas macht dem Patienten anfangs häufig Schwierigkeiten, da es das Netzhautbild um etwa ein Fünftel vergrößert und Randverzerrungen verursacht. Erlernt der Patient den Umgang mit Kontaktlinsen, kann das Problem gelöst werden.

11

MEDIKAMENTE IN DER AUGENHEILKUNDE

ALLGEMEINES

Augentropfen dienen der Behandlung von Erkrankungen des vorderen Augenabschnittes. Alternativ können anstelle von Augentropfen auch Augensalben eingesetzt werden. Augentropfen werden im allgemeinen bevorzugt, da höhere Wirkstoffkonzentrationen verabreicht werden können und das Sehen nicht so stark beeinträchtigt wird wie bei Augensalben. Bei Erkrankungen der hinteren Augenbereiche können subkonjunktivale oder retrobulbäre Injektionen oder auch eine systemische Therapie notwendig werden.

THERAPEUTIKA

Antiinfektiöse Augentropfen

1. Antibakterielle Augentropfen

Um eine Sensibilisierung zu vermeiden, setzt man in der lokalantibiotischen Therapie Präparate ein, die nur selten systemisch verabreicht werden. Typische Lokalantibiotika sind Chloramphenicol, Neomycin, Soframycin, Gentamycin und Polymyxin. Tetracycline und ihre Derivate werden besonders beim Trachom eingesetzt.

2. Antivirale Augentropfen

Idoxuridin-Augentropfen sind bei Herpes simplex-Infektion der Hornhaut indiziert. Aciclovir ist ein neues Virostatikum, das zur Behandlung der Herpes-Keratitis als Augensalbe zur Verfügung steht.

Glaukombehandlung

Pilocarpin-Augentropfen werden häufig beim Weitwinkelglaukom angewandt. Zusätzlich können Epinephrin- (Adrenalin-) Augentropfen verabreicht werden. Läßt sich der Augendruck durch diese Kombination nicht ausreichend senken, kann man Timolol- Augentropfen und Acetazolamid (Diamox) einsetzen. Acetazolamid kann zur Behandlung des akuten Engwinkelglaukoms auch intravenös injiziert werden.

Abschwellende und antihistaminikahaltige Augentropfen

Es gibt eine Vielzahl von Kombinationspräparaten aus abschwellenden Substanzen und Antihistaminika, die bei unspezifischer Konjunktivitis und leichten Allergien sowie als Plazebo eingesetzt werden.

Tränenersatz und Lubrikantien

Methylzellulose und Polyvinylalkohol sind visköse, wasserlösliche Bestandteile von pflegenden Augentropfen, die bei trockenen Augen eingesetzt werden.

Mydriatika und Zykloplegika

Mydriatische und zykloplegische Augentropfen werden zur Pupillenerweiterung und Lähmung des Ziliarmuskels verabreicht. Dadurch kann z.B. bei Uveitis eine Schmerzlinderung erreicht und das Verkleben der Iris mit der Linse (posteriore Synechien) verhindert werden. Mydriatica werden auch zur Behandlung der Amblyopie und gelegentlich nach chirurgischen Eingriffen eingesetzt, wobei atropin- und homatropinhaltige Augentropfen bevorzugt werden.

Kortikosteroidhaltige Augentropfen

Kortikosteroide werden bei Erkrankungen wie Iridozyklitis und nach chirurgischen Eingriffen zur Entzündungshemmung verabreicht. Sie sollten nur bei spezifischer Indikation angewandt werden, da sie eine ganze Reihe von Nebenwirkungen haben können, die in manchen Fällen sogar zum Sehverlust führen.

Die Kombination von Kortikosteroiden mit Antibiotika in Form von Augentropfen ist besonders gefährlich, vor allem, wenn solche Augentropfen über längere Zeit verordnet werden. Zu den Komplikationen gehören Glaukom, Katarakt, Ausbreitung von Hornhautinfektionen, insbesondere von Herpes simplex.

DIAGNOSTIKA

1. Kurzwirksame Mydriatika verwendet man zur Pupillenerweiterung vor der Ophthalmoskopie.

2. Lokalanästhetikatropfen werden vor der Untersuchung des äußeren Auges verabreicht, z.B. um einen Blepharospasmus bei Hornhautfremdkörper zu überwinden. Lokalanästhetika werden auch vor der Tonometrie sowie vor Entfernung von Fremdkörpern aus der Hornhaut oder der Konjunktiva eingetropft.

3. Fluoreszein steht in Tropfenform und als farbstoffgetränkter Papierstreifen zur Verfügung. Mit diesem Farbstoff können Hornhautepitheldefekte angefärbt werden. Bei der Fluoreszenz-Angiographie wird der Farbstoff intravenös injiziert.

MISSBRAUCH VON AUGENTROPFEN

Der Mißbrauch von Augentropfen kann diverse Komplikationen verursachen.

Kortikosteroidhaltige Augentropfen

Am problematischsten ist die kritiklose Anwendung kortikosteroidhaltiger Augentropfen in Kombination mit Breitspektrum-Antibiotika. Bei längerem Gebrauch können gefährliche Komplikationen eintreten, z.B.

1. Glaukom
2. Katarakt
3. Herpes simplex-Infektion

Verunreinigte Augentropfen

Angebrochene Augentropfen dürfen nicht längere Zeit aufbewahrt werden, da sie sehr leicht mit gefährlichen Krankheitserregern wie Pseudomonas aeruginosa kontaminiert werden. Nicht aufgebrauchte Augentropfen sollten verworfen werden.

Systemische Wirkungen von Augentropfen

Augentropfen wie Atropin und andere Anticholinergika haben besonders bei Säuglingen und Kleinkindern systemische Wirkungen. Auch Pilocarpin-Augentropfen können, wenn sie beim akuten Glaukom in hoher Dosierung eingesetzt werden, systemische Wirkung zeigen.

Lokalanästhetikahaltige Augentropfen

Lokalanästhetikahaltige Augentropfen dürfen nicht zur Schmerzbekämpfung am Auge verabreicht werden. Sie können eine Epithelablösung der Hornhaut verursachen. Die unkontrollierte Schmerzbeseitigung kann ernsthafte Komplikationen am Auge verschleiern. Werden Lokalanästhetika für diagnostische Zwecke eingesetzt, ist es wichtig, den Patienten darauf hinzuweisen, daß er unmittelbar nach der Anwendung nicht die Augen reiben darf, da die Gefahr der Hornhauterosion besteht.

Antibiotikahaltige Augentropfen

Langzeitverabreichung antibiotikahaltiger Augentropfen kann eine chronische Konjunktivitis zur Folge haben.

THERAPEUTIKA

Indikation	Substanz (Freiname)	Bemerkungen
Infektionen bakterielle	1. Chloramphenicol 2. Neomycin 3. Gentamycin 4. Framycetin 5. Sulfacetamid	müssen alle 3 bis 4 Stunden angewandt werden; Langzeitbehandlung ist zu vermeiden
virale (Herpes simplex)	6. Idoxuridin	hornhauttoxisch
Glaukom	1. Pilocarpin 1%-4% 2. Epinephrin 1%-2% (Adrenalin)	meist eingesetzte Augentropfen;
chronische unspezifische Konjunktivitis	abschwellende Augentropfen, Antihistaminika; Zahlreiche Präparate: 1. Phenylephrin (Neosynephrin) 2. Naphazolin 3. Antazolin 4. Zinksulfat	werden oft als Plazebo eingesetzt
trockenes Auge	künstliche Tränen: 1. Methylzellulose 2. Polyvinylalkohol	alle 3 Stunden oder öfter anzuwenden
Iridozyklitis und nach chirurgischen Eingriffen	Mydriatika (pupillenerweiternde Augentropfen) 1. Atropin 0.5%-1% 2. Homatropin 2%-5%	Langzeitwirkung eine Woche 2 Tage
Entzündung Iridozyklitis und nach chirurgischen Eingriffen	verschiedene Kortikosteroide 1. Hydrokortison 2. Prednisolon 3. Dexamethason	schwere Komplikationen möglich: 1. Glaukom 2. Katarakt 3. Verschlimmerung einer Herpes simplex-Infektion

DIAGNOSTIKA

Indikation	Substanz (Freiname)	Bemerkungen
Ophthalmoskopie	Mydriatika 1. Tropicamid 0.55%-1% 2. Cyclopentolat 1%-2%	kurze Wirkdauer (ca. 6 Stunden)
Untersuchung (bei Blepharospasmus und zur Tonometrie)	Lokalanästhetika 1. Proparacain 2. Tetracain	dürfen nicht zur allgemeinen Schmerzlinderung eingesetzt werden
Anfärbung von Hornhautepithelschäden	Fluoreszein	Fluoreszeinnatrium-Papierstreifen sind vorteilhafter. Augentropfen können kontaminiert sein!

Sachwortverzeichnis